U0320442

饮食

食事10割で代謝を上げる

代谢力

●不节食，不暴走，吃出易瘦体质

[日]森拓郎◎著

朱悦玮◎译

天津出版传媒集团

天津科学技术出版社

著作权合同登记号：图字02-2021-064号

「年齢とともにヤセにくくなった」と思う人ほど成功する
食事10割で代謝を上げる（森 拓郎）
「NENREITOTOMONI YASENIKUKUNATTA」TO OMOU HITOHODO SEIKOUSURU
SHOKUJI 10WARIDE TAISYA WO AGERU
Copyright © 2015 by Takurou Mori
Original Japanese edition published by WANI BOOKS CO., LTD., Tokyo, Japan
Simplified Chinese translation copyright © 2021 by Beijing Fonghong Books Co., Ltd
Simplified Chinese edition is published by arrangement with WANI BOOKS CO., LTD.
through Japan Creative Agency Inc., Tokyo.

图书在版编目（CIP）数据

饮食代谢力：不节食，不暴走，吃出易瘦体质 /
(日) 森拓郎著；朱悦玮译. —— 天津：天津科学技术出
版社, 2021.11

　　ISBN 978-7-5576-9653-5

　　Ⅰ. ①饮… Ⅱ. ①森… ②朱… Ⅲ. ①减肥—基本知
识 Ⅳ. ①R161

中国版本图书馆CIP数据核字(2021)第175798号

饮食代谢力：不节食，不暴走，吃出易瘦体质
YINSHI DAIXIELI BU JIESHI BU BAOZOU CHI CHU YISHOU TIZHI

责任编辑：孟祥刚

责任印制：兰　毅

出版统筹：孙小野

出　　　版：天津出版传媒集团
　　　　　　天津科学技术出版社

地　　　址：天津市西康路35号

邮　　　编：300051

电　　　话：（022）23332490

网　　　址：www.tjkjcbs.com.cn

发　　　行：新华书店经销

印　　　刷：三河市金元印装有限公司

开本 880×1230　1/32　印张 6.25　字数 131 000
2021年11月第1版第1次印刷

定价：52.80元

40岁之后，减肥变得异常困难，不由会说：

> 年纪大了，体重就再也回不到年轻时候那样了。

而且大家都存在这样的认知：

> 年纪大了，新陈代谢的能力就会下降。

虽已经减少了碳水化合物的摄入，并开始去健身房锻炼，但早晨站在体重秤上的时候，还是会惊道：

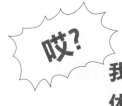 我这么努力减肥，为什么体重一点也没有变化啊？

付出了这么多辛劳却没有取得任何成果，确实很让人气馁。
难道上了年纪就真的没办法瘦下来了吗？

请不要气馁。

可能你真的为了 ➡️ **减轻体重**

付出了非常多的努力,

但你是否尝试过 ⬅️ **提高代谢** 呢?

认为**随着年龄的增加代谢就会下降,**而且 **无法提高**的想法,完全是**大错特错。**

"通过饮食提高新陈代谢能力"，就是在避免摄入身体不需要的卡路里的同时，充分摄入身体必需的营养元素。

不能只"做减法"，
还要"做加法"。

很多人在减肥时最常用的"控制饮食"的方法，本身就会导致代谢能力降低，这些人瘦不下来的原因就在于此。

提高代谢的饮食方法：

1. 饮食的50%为蛋白质。

2. 唾液是减肥的关键，吃东西的时候要充分咀嚼。

3. 多吃鸡蛋!

4. 不要被打着健康食品幌子的加工食品欺骗。

5. 油是减肥的关键!

6. 如果实在忍不住想吃米饭，那每餐不应超过80克。

7. "砂糖"和"小麦"是导致肥胖的"恶魔"食品。

8. 实在不知道吃什么的时候就吃"健康食品"。

9. 空腹是打开代谢开关的绝佳时机。

10. 发酵食品是帮助提高代谢的无名英雄。

为什么年纪大了就很难瘦下来?

随着年纪增长,想减肥变得异常困难。不仅如此,皮肤的状态也大不如前,身体很容易生病,还容易感到疲劳……年纪的增长,使我们每个人都不可避免地衰老。而与衰老息息相关的正是"代谢"。

所谓代谢,是指发生在我们身体中的一系列反应。人体在进行代谢时,会利用我们通过进食等方式获取的能量,来保证肌肉和内脏的正常工作以及分泌激素,维持人体的生命活动。

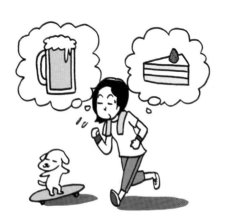

在我们年轻的时候，如果为了减肥而控制饮食并进行运动，就能很容易将体重调整到理想的水平，但年纪大了之后却很难做到。这就是代谢能力下降导致的。

在我们 20 多岁的时候，即便每天不怎么运动，肌肉也不会减少，体内充满了营养，激素的分泌也很充足，所以只要下定决心减肥很容易就能取得成果。但到了 40 岁之后就没那么容易了。

但年轻并不意味着就能够掉以轻心。最近越来越多的女性为了维持身材而控制饮食的摄取量，可她们吃的尽是甜食和垃圾食品等没有营养价值的食物，却不吃鱼和肉等营养价值高的食物。

这种不健康的饮食习惯不但令人体无法摄取到充足的卡路里，还无法获取足够的营养元素，使人体虽然很瘦却缺乏肌肉，导致的结果就是出现隐形肥胖。

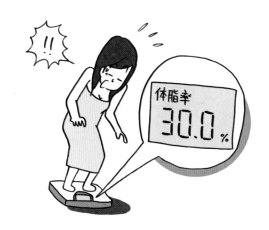

隐形肥胖的人大多手臂和腿部纤细，小腹部很胖，身材并不好看。很多人还伴有畏寒、便秘、贫血、月经不调、不孕等问题。如果随着年龄的增加，这些问题仍然没有改善，就可能发展出更年期综合征以及各种慢性疾病，甚至存在罹患认知障碍等疾病的风险。

　　减肥不能只以降低体重为目标，通过减少肌肉和体内水分来减轻体重属于不健康的减肥方法，绝对不能将这种病态瘦误认为是好事。很多人就是因为采用了这种错误的减肥方法，导致身体健康出现问题。而且，过度节食还可能引发厌食症。

　　"健康减肥"指的是在保证身体肌肉和水分不减少的前提下去除体内多余的脂肪。这种健康的减肥方法很难在短期内看到效果，所以如果体重以肉眼可见的速度下降，就应该考虑一下自己的减肥方法是否健康。

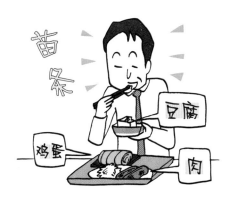

若采用本书介绍的方法进行减肥，那么绝大多数人在最初的1~2周内体重能够迅速降低2千克左右。很多人可能会认为接下来体重也会以同样的速度减轻，但这种想法是错误的。

"明明一开始轻松减掉了2千克，为什么接下来就没效果了呢……"这其实是很正常的情况，因为最初减掉的都是体内多余的废弃物，而不是体内的脂肪。

浮肿其实就是一种反映废弃物在体内堆积的状态，而这种堆积主要是由代谢不佳导致的。

通过提高新陈代谢能力将体内的废弃物排出体外，可以使体重相应地减轻，并且使身体做好减少体脂的准备。

因为每1千克体脂之中含有7200千卡(1千卡=4.18千焦耳)的热量，所以如果每天超额消耗250千卡的热量，坚持一个月，就能减轻1千

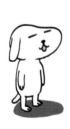
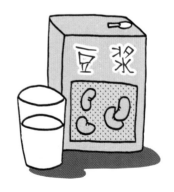

克的体重。如果稍微提高一些效率，每个月减轻 5% 的体重也是能够做到的。但如果每个月减轻的体重超过 5%，就很有可能是肌肉和人体必需的水分也出现了下降。

此外，即便提高了新陈代谢能力，体重可能也不会如预想中那样减轻。这是因为有些肌肉比较少的人在减掉多余体脂的同时增加了肌肉，还有的人是恢复到了正常的健康体重。

对于希望身材能够更加苗条的人，可以在保持健康的基础上适当地调整食物的摄取量。只要在保持正常代谢水平以及合理饮食的范围内，适当地减少食物摄取量是没有任何问题的。

本书就将帮助大家通过合理地控制饮食，实现健康减肥、提高身体机能、自如控制体形的目标。

森拓郎

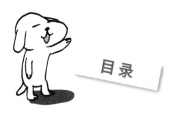

目录

第一章　即使 40 岁以后，提高代谢也能瘦

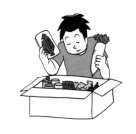

第二章　　　**提高代谢的饮食方法**

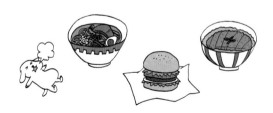

第三章　　**常见的减肥误区**

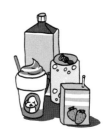

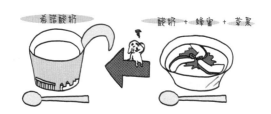

第四章　改变错误的饮食习惯

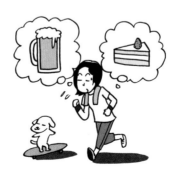

第一章

即使 40 岁以后，提高代谢也能瘦

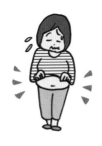

什么是"代谢"?

"明明没有改变饮食习惯，为什么最近胖得这么快？"

"努力减肥却根本没有效果。"

"难道我就要一直这么胖下去了吗？"

……

很多人都有这样的烦恼。

大家应该都听说过，减肥成功与否关键就在于"代谢"。

"代谢"（metabolism），又称新陈代谢，词典上的解释是"生物体内所发生的用于维持生命的一系列有序的化学反应的总称"。简单说，就是人体使用营养元素的过程与方法。

比如你中午吃的是牛排套餐。

肉类中的蛋白质转变成肌肉、皮肤、骨骼、血液等身体组成要素的过程，这就是代谢。米饭之中的糖分（碳水化合物）转变为体内的葡萄糖，作为日常活动和运动时的能量消耗掉，这也是代谢。

代谢的种类

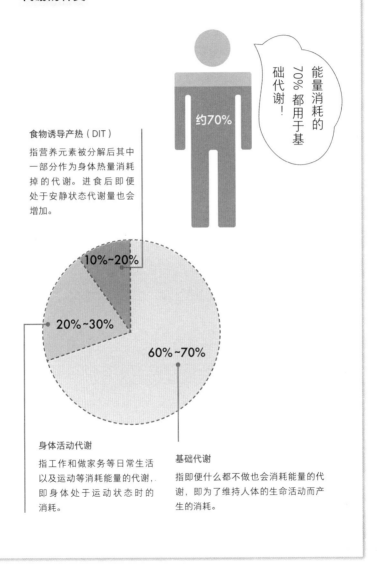

能量消耗的70%都用于基础代谢！

食物诱导产热（DIT）

指营养元素被分解后其中一部分作为身体热量消耗掉的代谢。进食后即便处于安静状态代谢量也会增加。

约70%

10%~20%

20%~30%

60%~70%

身体活动代谢

指工作和做家务等日常生活以及运动等消耗能量的代谢，即身体处于运动状态时的消耗。

基础代谢

指即便什么都不做也会消耗能量的代谢，即为了维持人体的生命活动而产生的消耗。

如果以"为了减肥而提高代谢能力"为目标的话，那么最应该关注的就是"消耗能量的代谢"。

　　消耗能量的代谢大致可以分为 3 种（图见前页）。

　　在这三种代谢之中，基础代谢占六至七成，身体活动代谢占二至三成，食物诱导产热占一至二成。

什么是燃烧体脂？

我们首先需要了解的是三大营养元素。

三大营养元素指的是碳水化合物（糖类）、脂肪以及蛋白质。当我们的身体活动时所消耗的能量，也就是作为卡路里被消耗掉的，主要是糖类和脂肪。

人体会根据具体的情况有选择性地将糖类和脂肪作为能量消耗的主要来源。那么，在怎样的状态下人体会燃烧体内的脂肪（体脂）呢？

简单说，就是处于以脂肪作为能量源的"脂代谢模式"时。

胆固醇和甘油三酯等脂类物质在血液中随着血液流动，当人体开始消耗这些脂质的时候，就是脂代谢模式，也是血液正常循环的状态。

从为了减肥而提高基础代谢率的角度来说，将体脂作为能量消耗掉的"脂代谢模式"至关重要。

但有些时候，人体的"脂代谢模式"被关闭，此时人体处于"糖代谢模式"开启的状态。

那么，在什么时候人体会开启"糖代谢模式"呢？答案是摄入含有大量糖分的食物，导致人体内糖分过多的时候。

糖分会变成血糖流入血液，在这个时候人体的血糖值就会升高。如果血液中含有超过必需量的糖分，就会对血管以及其他细胞造成损害，因此必须将血糖值降到正常水平。

将血糖值降低到正常水平的人体激素叫作胰岛素。

当人体大量分泌胰岛素的时候，会优先进行糖代谢，同时停止脂代谢。

糖分是迅速消耗型的能量，脂质则是储备型的能量，因此糖分一定会被优先消耗掉。糖分如果在血液中长期、大量地存在，会对人体造成危害，所以人体必须选择立即将糖分消耗掉，或者将其变成甘油三酯储存起来。虽然消耗糖分可以通过大量的运动来实现，但实际做起来并不容易。

为了提高脂代谢率，消耗体脂，必须摄取蛋白质和脂肪，同时减少糖分的摄入量，这样就能够使脂代谢更加活跃。

可能有人不太理解，"我明明要消耗体脂，为什么还要摄取脂肪呢……"事实上，与多余部分会被人体储存起来的糖分不同，人体会将多余的脂肪排出去。但在摄入过多糖分导致人体分泌出胰岛素的情况下，多余的脂肪会与糖一起被变成体脂储存起来，这一点必须特别注意。

为什么随着年龄增长，代谢能力会下降？

　　随着年龄的增长，代谢能力出现明显的下降，想变瘦越来越难，这是自然的规律。

　　如果将人的身体比作一辆汽车，那么这辆车行驶了 40 年之后，各个零部件都会不可避免地出现老化。

　　汽车在零部件老化之后可以进行更换。而对人来说，代谢就等于更换零件（图见下一页）。人体通过代谢对体内大约 37 兆个细胞进行更换。

　　人体进行新陈代谢的能力和速度，会随着年龄的增长而下降。

　　同时，饮食习惯和环境因素导致的氧化应激[1]也会使细胞出现损伤。

　　因此当人年纪大了之后，每 1 万个细胞之中就会有 2000 个死亡，剩余的细胞便承担起了全部工作。但幸存下来的这些细胞

[1] 氧化应激：体内氧化与抗氧化作用失衡的一种状态，是导致衰老和疾病的重要因素。

新陈代谢的机制

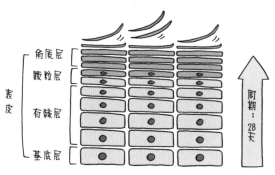

表皮 {
角质层
颗粒层
有棘层
基底层
}

周期: 28天

※从基底层诞生新的细胞

代谢与肥胖

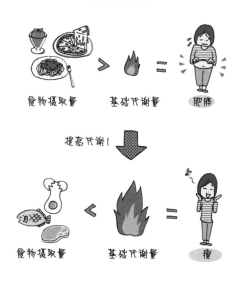

食物摄取量 > 基础代谢量 = 肥胖

提高代谢!

食物摄取量 < 基础代谢量 = 瘦

也会随着年龄的增长不断衰老……这就是导致"代谢下降"的主要原因。

难道说年纪大了之后，我们就只能面对"满是赘肉且新陈代谢能力下降的身体"了吗？答案是否定的。

虽然我们无法使衰老的细胞返老还童，但却有方法使逐渐下降的新陈代谢能力恢复正常。

而实现这一目标的关键，就在于"饮食"。因为组成我们身体的大约 60 兆个细胞，都是由我们每天吃进去的东西形成的。

"提高代谢"，就是让体内的能量和营养元素被充分地利用起来。

20多岁和40多岁的身体差异

　　最近出现了许多"看起来像 20 多岁实际已经 40 多岁"的"美魔女"。虽然我不想给这些女性泼冷水，也不想否定她们付出的努力，但即便外表看上去显得年轻，身体年龄却是无法隐瞒的。

　　20 多岁和 40 多岁的身体存在着非常明显的差异（见右图）。

　　首先是肌肉方面。人体肌肉量在 20 岁的时候达到巅峰，过了 30 岁之后如果不进行锻炼和保养，就会以每年 1% 的速度递减。

　　肌肉量减少带来的坏处之一，就是使基础代谢量下降。

　　对女性来说，随着年龄的增长，雌性激素[1]的分泌也会产生巨大改变。

　　雌性激素的分泌量与肥胖也有一定的关系，应该控制在一定的范围之内，而女性在 40 岁之后，雌性激素的分泌量减少，雄性激素的分泌量开始增加，结果就会像中年男性那样，内脏脂肪

---

[1] 雌性激素：女性为了让身体适应怀孕与生产而分泌的两种激素（雌激素、孕酮）的统称。产生于卵巢之中。

为什么 40 多岁比 20 多岁的时候更难瘦下来？

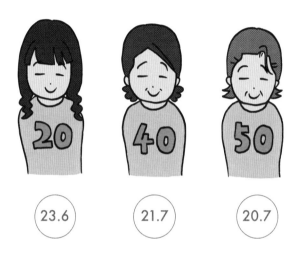

女性从 20 多岁到 50 多岁的代谢变化示意图

（基础代谢标准值的单位：千卡 / 千克体重·日）

20 多岁女性的基础代谢标准值[1] 为 23.6，假设她体重 50 千克，那么其基础代谢量就是 1180 千卡 / 日（50×23.6=1180）。但到了 50 多岁的时候，基础代谢标准值就降低到了 20.7，在体重不变的情况下，基础代谢量也会降低到 1035 千卡 / 日。

---

[1] 根据日本医师学会的定义，基础代谢标准值指的是按性别和年龄确定的基础体重代谢量的代表值，用于估算能量的需求量。——译者注

容易堆积。

不管男性女性，随着年龄的增长都会出现内脏功能下降的问题。

随着年纪增长，消化吸收能力必然会出现下降，40多岁的人，即便和20多岁的时候摄取同样数量的蛋白质，也无法增加同样多的肌肉。

由于脂肪是维持生命活动的重要营养元素，所以人体对脂肪的吸收能力即便年纪增长也不会衰退，甚至更容易积累脂肪。

人在年轻的时候，由于新陈代谢能力非常强，即便生活习惯不太健康，那些不良影响也很难表现出来。但随着年纪增长，由于新陈代谢能力下降，如果仍然保持年轻时不健康的生活习惯，不良影响就会明显地表现出来。

很多人之所以会有"明明和20多岁的时候吃的是一样的东西，为什么就是瘦不下来"的烦恼，就是因为这个原因。

你是否存在"代谢紊乱"的问题？

现代人在做健康检查的时候经常会听到一个词："代谢综合征"，这是指人体的蛋白质、脂肪、碳水化合物等物质发生代谢紊乱的病理状态，是一组复杂的代谢紊乱症候群，是导致糖尿病、心脑血管疾病的危险因素（图见下页）。

人体本身具有在体脂过度增加时通过抑制食欲来防止身体过胖的自动调整功能。瘦蛋白就是具备这种功能的激素之一。但瘦蛋白的受体一旦因为氧化应激而遭到破坏，就无法接收瘦蛋白发出的"太胖了，必须减肥"的信号。这就是"代谢紊乱"的症状之一："瘦蛋白抵抗"。

过量摄取活性氧、糖分、劣质油（脂质过氧化物和反式脂肪酸），以及偏食等不健康的饮食习惯都会导致氧化应激，使瘦蛋白受体遭到破坏。

本书旨在通过正确的饮食方法，帮助大家恢复人体本来就具备的生理功能。

什么是代谢紊乱

出现瘦蛋白抵抗的人

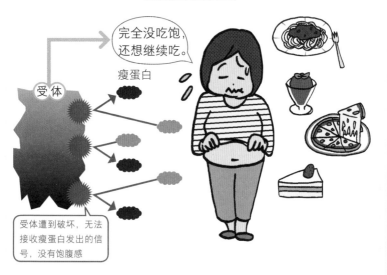

瘦蛋白正常工作的人

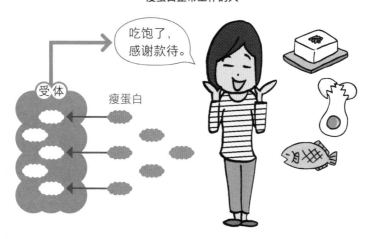

你有糖瘾吗？

"我明明吃得很少，为什么还变胖了呢？"有这种问题的人，大多患有糖瘾。

如果对糖瘾置之不理，不但会使身体越来越胖，还会增加罹患糖尿病的风险。

糖分很多种类，除了白砂糖之外，淀粉、果糖、蜂蜜等都属于糖，其中最危险的就是"果葡糖浆"。

这是将果糖与葡萄糖混合制成的糖浆。它除了能够被人体迅速吸收导致血糖值急速上升之外，还会产生出含有极强毒性的"晚期糖基化终末产物"。

患有糖瘾的人，如果不摄入大量的糖就会感到焦躁、坐立不安，而摄取甜食之后，这种焦躁感就会消失，并且充满幸福感。

但实际上这种幸福感是因为人体分泌多巴胺而产生的。患有糖瘾的人为了追求这种幸福感，就会不断地摄取糖分，就像吸毒

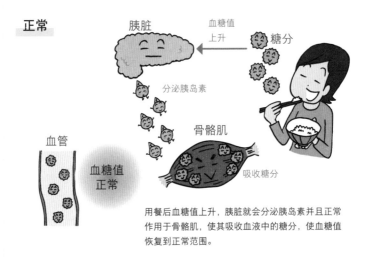

正常

胰脏

血糖值
上升

糖分

分泌胰岛素

骨骼肌

吸收糖分

血管

血糖值
正常

用餐后血糖值上升，胰脏就会分泌胰岛素并且正常作用于骨骼肌，使其吸收血液中的糖分，使血糖值恢复到正常范围。

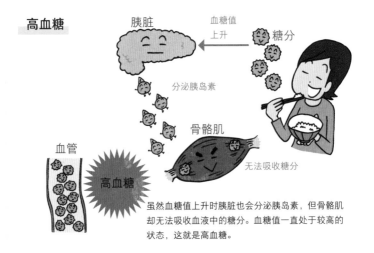

高血糖

胰脏

血糖值
上升

糖分

分泌胰岛素

骨骼肌

血管

高血糖

无法吸收糖分

虽然血糖值上升时胰脏也会分泌胰岛素，但骨骼肌却无法吸收血液中的糖分。血糖值一直处于较高的状态，这就是高血糖。

上瘾的人一样。

　　被过量摄取的糖分会被储存在脂肪细胞之中。其问题在于，脂肪细胞几乎能够无限地储存糖分。也就是说，如果过量摄取糖分，人体就会不断地分泌胰岛素，使体脂不断地增加（见左图）。

导致代谢紊乱的生活习惯

看到这里，可能有人会感到很好奇，"我的代谢能力究竟如何呢？"遗憾的是，代谢能力不像体重和体脂率那样能够准确地测量。不过，我可以为大家列举一些可能导致代谢紊乱的不良生活习惯。

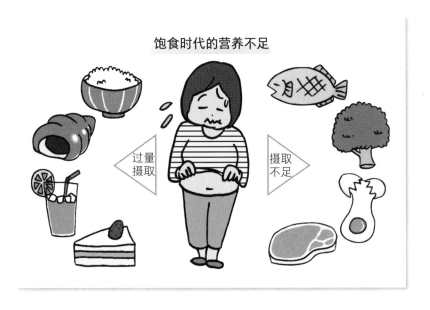

饱食时代的营养不足

过量摄取

摄取不足

首先是营养不足（见左图）。

在如今这个饱食时代，或许会有人觉得自己听错了，但实际上代谢所需的营养元素严重缺乏，就会导致代谢紊乱。

准确地说，应该是"营养元素不足且能量过多"，也就是指支持代谢的蛋白质、脂肪、维生素、矿物质等营养元素严重缺乏，而只作为能量源的糖分摄入过多的状态。

你有没有这种情况呢？爱吃甜食，吃饭的时候喜欢吃面包、面食、盖饭等含有大量碳水化合物的食物，加工食品是餐桌上的常客……这种不健康的饮食习惯，正是导致代谢紊乱的元凶。

过量摄取的糖分不但会被脂肪细胞吸收变成"赘肉"，还会

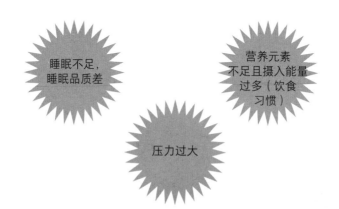

容易导致代谢紊乱的生活习惯

睡眠不足，睡眠品质差

营养元素不足且摄入能量过多（饮食习惯）

压力过大

影响瘦蛋白的工作效率，并引发氧化应激现象。

除了不健康的饮食习惯之外，睡眠不足、睡眠品质差以及压力太大的人，也容易出现代谢紊乱（图见前页）。因为如果身体和精神得不到充分的休息，自律神经就会出现紊乱，导致代谢功能无法正常进行。

靠运动提升代谢能力，效率非常低

通过提高基础代谢，创造易瘦体质。

这一直以来都是减肥领域的定论。基础代谢就是为了维持人体的生命活动（维持内脏活动、维持体温等）而产生的能量消耗。

人在安静地坐着或者睡觉的时候也在不断地进行基础代谢。

因为生命存活就会不断地燃烧脂肪，所以人体需要储存脂肪。谈到通过提高基础代谢创造易瘦体质的时候，很多人最先想到的都是通过运动来增加肌肉。

肌肉就像是人体的引擎，为了维持肌肉的活力，需要消耗大量的能量，基础代谢量的 20% 都用在了维持肌肉上，因此，通过增加肌肉来提高基础代谢量的想法并没有错。

但对平时缺乏运动，几乎没有多少肌肉的人来说，要想通过增加肌肉来提高基础代谢量，其实是非常没有效率的方法。即便是经验丰富的健美运动员，要想增加 1~2 千克的肌肉也需要接近 1 年的时间，这需要投入大量的时间和精力。我身为健身教练，

你的基础代谢处于什么水平？

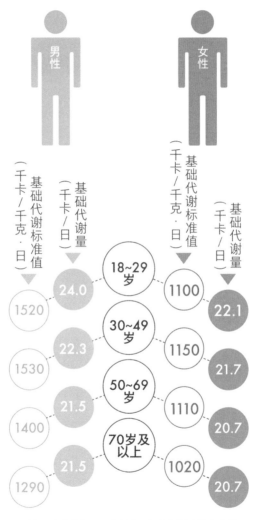

（据厚生劳动省 2015 年版《日本人的膳食摄取标准》）

对运动本身持肯定的态度，如果诸位读者感兴趣的话，我也推荐大家尝试一下。

但有一点我必须说明：如果你的目的是"提高新陈代谢能力"，那么与花费大量的时间和精力进行运动相比，改变饮食习惯更有效率。

摄入蛋白质是提高代谢的关键

如果先说结论，本书想要传达给大家的信息只有一个，那就是：如果想通过提高代谢能力获得一辈子都不会胖的身体，就请积极摄取蛋白质。

在三大营养元素之中，蛋白质为什么如此重要呢？接下来我将为大家进行说明。

蛋白质不足会导致肥胖恶性循环

蛋白质是肌肉、皮肤、头发、骨骼、血液、内脏等人体一切器官的重要组成要素。我在前文中提到，基础代谢量的 20% 都用在了维持肌肉上，肌肉是消耗大量能量的大型引擎。

想要减肥的人往往因为"卡路里含量太高"而对含有丰富动物蛋白的肉类敬而远之，只摄取含有少量蛋白质的蔬菜，这种错误的饮食方法会使大量消耗能量的肌肉逐渐分解、越来越少。

肌肉量减少会导致基础代谢消耗的卡路里减少，使身体更加

重新定义 PFC 平衡 [1]

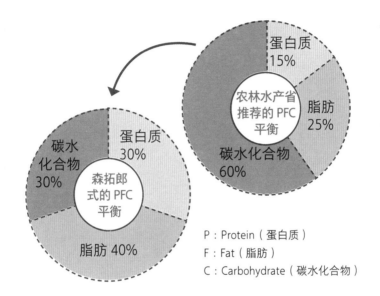

农林水产省推荐的 PFC 平衡
- 蛋白质 15%
- 脂肪 25%
- 碳水化合物 60%

森拓郎式的 PFC 平衡
- 蛋白质 30%
- 碳水化合物 30%
- 脂肪 40%

P：Protein（蛋白质）
F：Fat（脂肪）
C：Carbohydrate（碳水化合物）

日本推荐的 P（蛋白质）F（脂肪）C（碳水化合物）平衡，是以白米饭为主的传统日本饮食。虽然这也属于健康的饮食平衡，但是以提高代谢为目标的话，还需要对其进行一些调整。关键在于增加蛋白质的摄取量。需要注意的是，不要减少整体的食物摄取量。

---

[1] PFC 平衡：PFC 是 Protein（蛋白质）、Fat（脂肪）、Carbohydrate（碳水化合物）的首字母缩写。PFC 平衡指通过每天的饮食，平衡地摄取三大营养元素。

难以瘦下来。

为了减肥而坚持低卡路里、低蛋白质的饮食习惯，却会导致意想不到的"肥胖恶性循环"。

摄入蛋白质能够燃烧脂肪

在进食后代谢量提升的现象被称为食物诱导产热（DIT）。这种代谢既省时又省力，进食后即便处于安静的状态，脂肪也会持续燃烧。

有实验数据表明，在单独摄入"碳水化合物（糖分）"和单独摄入"脂肪"之后，DIT 都提升了 10%，单独摄入"蛋白质"之后，DIT 则提升了 30%。也就是说，多吃含有蛋白质的食品能够更有效地消耗卡路里。

可提高和降低代谢的饮食

"提高代谢的饮食"，简单说就是富含蛋白质、优质脂肪、维生素以及矿物质的食品。蛋白质是肌肉的重要组成部分，优质脂肪能够促进脂肪燃烧，维生素和矿物质则能够促进新陈代谢。

反之，"降低代谢的饮食"则是前文中提到过的缺乏营养元素的食品，可能导致代谢紊乱的高糖食品，以及含有大量劣质油脂的食品等。

除了砂糖和果汁之外，大米、面包、面条等碳水化合物和水果之中也含有大量的糖分，所以现代人很容易处于过量摄取糖分的状态。尤其是以碳水化合物为主食的人更要注意。以为"只要不吃甜点就没事"的想法是完全错误的。

加工食品和垃圾食品也要注意。

这些食品可能导致体内出现炎症，抑制激素活动，破坏肠内环境，食品添加剂还会破坏人类的正常味觉和食欲，而且这些食品缺乏人体必需的维生素和矿物质……其坏处简直是不胜枚举。

应该吃这些健康食品

红肉
牛肉、猪肉、鸡肉、羊肉、马肉等

海藻类
裙带菜、海带、鹿角菜等

鸡蛋
含有 ω-3 脂肪酸的鸡蛋最好

蘑菇
香菇、口蘑、舞茸、杏鲍菇等

鱼类
竹荚鱼、沙丁鱼、秋刀鱼等鲭鱼类最佳

干果类
扁桃仁、杏仁、核桃、芝麻等

蔬菜
富含胡萝卜素的深色蔬菜最佳

水果
只含有少量果糖的牛油果、番石榴等

不要吃这些东西！

油炸食品
炸鸡、天妇罗、炸猪排、油炸可乐饼等

零食
甜点、巧克力食品、加工食品等

精制糖
就是我们常说的白砂糖。制作料理时要控制用量

反式脂肪酸
人造黄油、起酥油、垃圾食品

快餐
汉堡包和炸薯条

果葡糖浆
果糖与葡萄糖

加工肉类
香肠、火腿等

速食食品
方便面和冷冻食品等

饮料
尤其是甜味的饮料，里面含有人工甜味剂和果葡糖浆

酿造酒
啤酒、日本酒、甜味葡萄酒（尤其是白葡萄酒）

植物油
ω-6 脂肪酸。最有代表性的就是色拉油

果汁
尤其要注意浓缩还原果汁

虽然想彻底避开加工食品很难做到，但可以尽量选择接近原材料状态的食物，仔细检查配料表，不吃那些经过深加工的食品。

还有一种不健康的食品，就是以咖喱饭和猪排盖饭为代表的、糖分和脂肪组合在一起的食品。如果同时摄取糖分和脂肪，就会使人体从脂代谢模式转变为糖代谢模式，而没有被代谢的脂肪就被储存在了身体之中。"糖分 × 脂肪"是导致肥胖的黄金组合，请牢记这一点。

肌肉与脂肪
——肌肉会变成脂肪？

"我年轻的时候浑身都是肌肉，但现在全都变成肥肉了。"

人到中年，难免会怀念自己身体在巅峰期的状态。实际上肌肉和脂肪是完全不同的组织，所以肌肉不会变成脂肪，就像骨骼不会突然变成肌肉一样。

解释肌肉变成肥肉的正确答案应该是，"肌肉减少，而脂肪增加了"。

同样体积的肌肉与脂肪相比，肌肉的重量是脂肪的 1.2 倍，而且在人体上的形状也不一样。所以上了年纪之后即便仍然保持和年轻时一样的体重，但如果肌肉与脂肪的比例发生了变化，那么体形也会判若两人。

你知道人体摄取的多余卡路里是以怎样的速度变成"赘肉"的吗？

假设你现在吃了一个 500 千卡的巧克力。因为每 1 千克体脂之中含有 7200 千卡，所以吃一个 500 千卡的巧克力只相当于 1 千克脂肪的 1/14，只会增加几十克的脂肪而已。

也就是说，从我们开始不停地吃东西到切实地感觉到"出现赘肉"为止，需要经过很漫长的时间，可能是几个月甚至几年。

经过这么漫长时间的不健康饮食才积累下来的脂肪，想要使其在短时间内消失，完全是不现实的想法。

第二章

提高代谢的
饮食方法

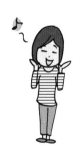

每餐饮食，50%应以蛋白质为主

如果你觉得自己的代谢能力下降，那么从今天开始就应该多吃肉类、鱼类、鸡蛋等动物性食品以及纳豆、豆腐等豆制品，总之就是多吃蛋白质含量高的食物。

在厚生劳动省和农林水产省推荐的"饮食平衡标准"中，理想的PFC平衡是蛋白质比脂肪比碳水化合物（糖分）=15：25：60，但森拓郎式提高代谢的饮食方法[1]则将这一比例调整为30：40：30，以"高蛋白质、低糖分"的饮食习惯为目标。

一般情况下，我们在吃饭时都容易重点思考"吃什么主食"，但今后希望大家重点思考"吃什么主菜"。

将富含动物蛋白的肉、鱼、蛋与富含植物蛋白的纳豆和豆腐等食品搭配食用，保证每餐摄取的50%都是以蛋白质为主的食物，

---

[1] 如果希望通过饮食来提高代谢，就应该尽量多摄取蛋白质，减少碳水化合物的摄入。我建议蛋白质40%，脂肪和碳水化合物各30%。

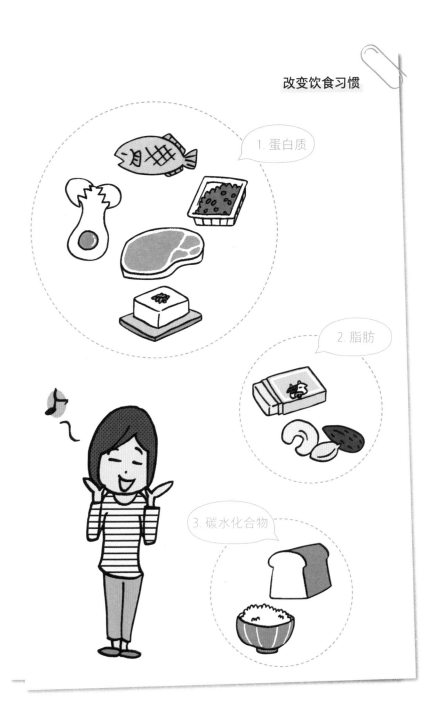

是最理想的状态。

动物蛋白与植物蛋白的比率为 7：3

在富含动物蛋白的肉、鱼、蛋等食品之中，含有代谢所必需的脂肪、维生素以及矿物质等营养元素。

也就是说，即便一日三餐只吃动物蛋白，也能充分地获取维持人体健康的绝大多数营养元素。

尽管"只吃鱼肉蛋就能提高代谢，保持身体健康"，但这种饮食结构成本太高，而且总是吃一样的东西很容易吃腻。因此我给出的建议是，"用植物蛋白来弥补动物蛋白的不足"。

鱼、肉、蛋占 70%，纳豆、豆腐、豆浆、味噌汤等易于吸收的植物蛋白占 30%，这样的饮食搭配就比较合理了。

注意，千万不能因为"这样吃卡路里太高了""不想增加体重"等理由而减少鱼、肉、蛋的比例，增加豆制品的比例。

你有这样的烦恼吗？

吃饭的时间
不固定……

理想来说，
应该三餐均衡摄取
蛋白质

早晨和整个白天太繁忙，没时间好好吃饭，于是晚上大吃一顿，将一天的鱼和肉都补回来。这是繁忙的商务人士最普遍的饮食习惯。但将一日所需的蛋白质全都放在一顿饭之中摄取并不是最好的方法。

如果真的想要提高代谢，就一定要将对卡路里和体重的担忧扔到一边。

蛋白质吃多少都没有关系

虽然我推荐"饮食的 50% 为以蛋白质为主的食物"，但可能还是有很多人不知道究竟应该吃多少才对。

根据厚生劳动省"日本人的膳食摄取标准"，成人每天最低限度的蛋白质摄取量为每 1 千克体重 1 克。比如体重 50 千克的女性，每天需要摄取 50 克的蛋白质。但如果以提高代谢为目标，需要摄取更多的蛋白质才有效果，因此应该将 50 克蛋白质看作是最低标准。

一般来说，牛肉、猪肉、鸡肉或者鱼肉，每餐吃手掌大小的一片（大约 100 克）就差不多了。虽然不同种类的肉和鱼，蛋白质的含量也稍有不同，但每 100 克中基本上都能含有 20 克左右

虽然没必要一日三餐都做到满分100分，但还是应该尽量让三餐都能够保证 50% 为以蛋白质为主的食物。

对于"早晨没有时间做鱼和肉"的人，可以先从将面包片换成 2 个鸡蛋开始。

最常见的
反对意见

Q

摄取这么多蛋白质
没问题吗？

会不会对内脏造成
负担？

卡路里是不是
太高了？

胆固醇也很令人
担心……

A

为什么你们不担心过
量摄取糖分呢？

与蛋白质相比，过量摄取糖分对身体的危害更
大。事实上，绝大多数的人不但没有"过量摄
取蛋白质"，反而属于"摄取不足"。

的蛋白质。

一个鸡蛋的蛋白质含量大约为 6 克，一包纳豆的蛋白质含量大约为 8 克，一碗味噌汤的蛋白质含量大约为 2 克。

综上所述，每天应该至少吃手掌大小的 2 片肉或鱼、3 个鸡蛋、2~3 份纳豆或豆腐。

如果将这些以蛋白质为主的食品全都摆在饭桌上，或许会有人担心："我摄取这么多的蛋白质真的没问题吗？"

实际上，代谢能力差的人基本都是蛋白质摄取量严重不足，所以完全没有必要担心自己会过量摄取蛋白质。而且蛋白质的摄取量并没有上限，除了患有特殊疾病的人群之外，身体健康的人不管摄取多少蛋白质都不会对健康造成任何损害。

耐人寻味的是，为什么有这么多人担心蛋白质摄取过多，却从不担心摄取糖分过多呢？很多人不但一日三餐的一半以上都在摄取糖分，就连间食也在摄取糖分，为什么从没有意识到自己"摄取糖分过多"呢？

在蛋白质、脂肪、碳水化合物（糖分）这三大营养元素之中，糖分只能转化为能量，对于每天运动量较少，又不想堆积体脂的人来说，糖分是最没有用的营养元素。

过量摄取糖分就是导致你的身体产生赘肉的主要原因。

过量摄取蛋白质会对内脏造成负担吗？

很多人不敢摄取蛋白质的原因都是"过量摄取蛋白质会对肾脏和肝脏造成负担"。

不管是动物蛋白还是植物蛋白，在分解和消化、吸收时都需要消耗能量。正如我在第一章中介绍过的那样，在食物诱导产热之中，摄取蛋白质比摄取脂肪和糖分所消耗的卡路里更多。

但如果因为"不想给消化和吸收造成太大的负担"而减少摄取蛋白质，就完全无法提高代谢。正因为消化吸收的难度大，所以才会消耗更多的能量。要想提高代谢，就必须积极地摄取蛋白质。

有的人"不爱吃肉"或者"肉吃多了胃里难受"。其实这正是蛋白质摄取量不足的证明——因为用于消化食物的胃液也是由胃部的肌肉分泌出来的。最后，不爱吃肉的人因为总也不吃肉，导致自身消化吸收蛋白质的代谢能力也越来越差。

还有很多人随着年龄的增长也逐渐减少了对蛋白质的摄取量，但正确的做法应该是继续积极地摄取蛋白质。

人体在 30 岁之后，肌肉量就会以每年 1% 的速度递减。如果既不运动也不摄取蛋白质，那么根本无法阻止肌肉量的减少。而肌肉量减少，基础代谢量也会随之减少。

实在吃不下肉的话可以吃氨基酸片

能够少量吃一些鱼和肉的人，可以逐渐培养出能够代谢蛋白质的体质，但对"一点肉也吃不下去"的人来说，就只能依靠植物蛋白来补充蛋白质了。但这样必须摄取相当多的食物才行，比如纳豆、味噌汤、希腊酸奶、豆浆、蛋白粉等。

如果连上述这些植物蛋白也吃不下，那最后的办法就是吃氨基酸片。总之从自己能够接受的程度开始，循序渐进地培养身体对蛋白质的适应能力。

不过在植物蛋白，也就是豆制品之中，含有异黄酮，这种物质的作用与雌性激素十分相似。因此女性过量摄取植物蛋白的话可能会打破体内的激素平衡，这一点需要注意。

有些上了年纪的人只要吃了氨基酸片就可以使身体状况得到改善。

蛋白质的英语是"protein"，词源来自希腊语"最重要的东西"。

很多长寿的老人都喜欢吃肉，因为蛋白质对人体来说是必不可少的营养元素。

积极地摄取蛋白质没有任何坏处。

唾液是减肥的关键

"吃东西的时候要细嚼慢咽。"

这句话每个人都从小就听过许多遍了吧。虽然知道细嚼慢咽有好处，但总是不自觉地就狼吞虎咽起来……如果你有这样的烦恼，那不妨仔细地听我接下来的说明。

最近有研究表明，在唾液中含有一种叫"IGF-1[1]"的成分。这就是"类胰岛素生长因子"，拥有与胰岛素类似的作用，能够抑制血糖值的上升。

当人体分泌胰岛素的时候，就会使分解脂肪的过程停止，而IGF-1拥有与胰岛素相同的作用，又不会停止分解脂肪的过程，所以对减肥非常有帮助。此外，当人体分泌IGF-1的时候，还会促进生长激素的分泌，有助于燃烧体脂和增加肌肉。

因此，在吃饭的时候细嚼慢咽大有好处。

---

[1] IGF-1：当肝脏受到生长激素的刺激时分泌，是维持身体健康必不可少的物质之一。主要存在于人体组织及母乳、唾液等液体之中。

咀嚼能够刺激饱中枢，增加唾液分泌

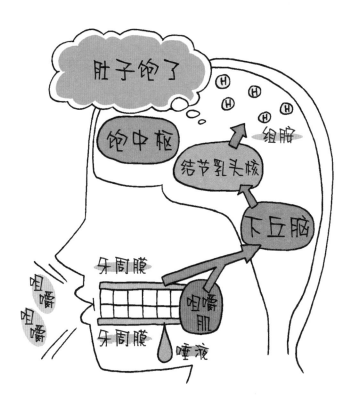

通过咀嚼刺激下丘脑，使结节乳头核释放出组胺。组胺具有抑制食欲和促进内脏脂肪燃烧的效果，当组胺增加时，大脑就会产生"肚子饱了"的感觉。此外，咀嚼还能增加唾液分泌。唾液中含有的消化酶能够分解食物之中的糖。

将食物送入口中之后就放下筷子！

当听到别人说"吃东西要多嚼一会儿"的时候，很多人都会问："那要嚼多少下才好呢？"

虽然我想说"最好将食物咀嚼到变成黏稠液体状态"，但实际上肉类不管怎么咀嚼，都很难将其变成黏稠液体，能做到这一点的大概只有米饭和面包之类的主食吧。

为了做到"细嚼慢咽"，我给大家推荐一个小技巧，那就是"每次将食物送入口中之后就放下筷子"。

吃饭快的人一般在将食物送入口中之后就开始准备用筷子夹下一口食物了。这样一来食物总是被连续不断地送入口中，根本没有细嚼慢咽的时间。

另外，习惯边吃饭边喝水的人，不但咀嚼次数少而且唾液的分泌量也很少，所以更容易肥胖。

我以前也是属于狼吞虎咽的那种人，但现在已经养成了每餐用 30 分钟左右的时间细嚼慢咽的习惯。

你有这样的烦恼吗？

"吃得太快容易变胖"是真的吗？

这是早就被证明了的事实

吃得太快容易变胖是千真万确的事实。因为吃得太快，大脑来不及对饱中枢发出信号，结果就会使我们摄取更多的食物。

饱中枢是位于下丘脑的器官之一。当我们摄取食物的时候血糖值就会上升，饱中枢会根据血糖值的上升情况做出"已经获取身

摄取太多加工食品会减少咀嚼的机会

蔬果泥、蔬菜汁、米乳……似乎很多人都认为这是非常健康的食品，对减肥有帮助，从而积极地摄取。但如果一味地摄取这些几乎完全无须咀嚼就能够咽下肚的加工食品，就失去了咀嚼这个"宝贵的减肥机会"。

无须咀嚼就能咽下肚的食品，几乎都是经过精细加工的加工食品。而那些接近自然状态的食品，比如烤三文鱼，就无法不经咀嚼直接咽下肚。

关于加工食品的危害我将在后面详细说明，在这里我想说的是，选择食物不仅要考虑其营养价值，还要"尽量增加咀嚼的机会"，因此最好选择那些接近自然状态的食物。

不咀嚼直接下咽的饮食方法，本来就是不正常的。这种不正常的饮食方法会破坏人类与生俱来的生理机能，导致正常的味觉和食欲出现下降，引发代谢紊乱等问题。

体所需的足够能量"的判断。

也就是说，当我们摄取足够量的食物之后，大脑就会下达指令来自然地降低我们的食欲，使我们产生出饱腹感。

饱中枢感知血糖值上升需要 20 分钟左右的时间，所以通过细嚼慢咽来延长吃饭的时间，能够有效地防止过量摄取食物。

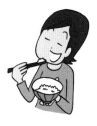

多吃鸡蛋提高代谢力

　　鸡蛋是非常优良的提高代谢的食品，我每餐都会吃鸡蛋。鸡蛋含有除了维生素 C 之外的几乎所有营养元素，是非常完美的健康食品。

　　一个鸡蛋含有大约 6 克的蛋白质，通过肉和鱼摄取的蛋白质如果还不够的话，可以利用鸡蛋来补充。只要是对鸡蛋不过敏的人，每天吃 3~5 个鸡蛋都没有任何问题。除了蛋白质之外，鸡蛋还含有丰富的胆固醇 [1]，能够抑制体内的炎症。

　　胆固醇是人体生成许多重要激素的原材料，而这些激素是提高代谢必不可少的。

　　鸡蛋还有一个好处就是吃起来非常方便。炒鸡蛋、煮鸡蛋、煎鸡蛋、蛋包饭……用鸡蛋能够制作出丰富的料理，绝对不会吃

---

[1] 胆固醇：存在于血液之中的一种类脂样物质。胆固醇是形成细胞膜和激素的重要原材料。

胆固醇在体内的活动

小肠

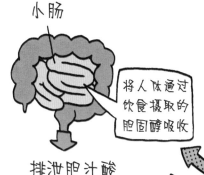

将人体通过饮食摄取的胆固醇吸收

排泄胆汁酸

脂肪和胆固醇在小肠之中被人体吸收，但因为两者不能直接溶于血液，只能与蛋白质结合在一起，形成"脂蛋白"。通常根据其密度分为 HDL（高密度脂蛋白）、LDL（低密度脂蛋白）、VLDL（极低密度脂蛋白）、乳糜微粒等类型。

乳糜微粒、HDL

肝脏

胆汁

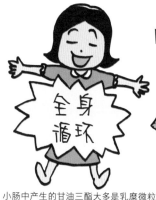

全身循环

肝脏中产生的是含有甘油三酯、胆固醇和蛋白质的VLDL。甘油三酯被传输到需要能量的肌肉和脂肪组织中之后，有一些在酶的作用下转化成为 LDL。

乳糜微粒、HDL、LDL、VLDL 等

小肠中产生的甘油三酯大多是乳糜微粒和胆固醇较少的 HDL，会随着血液循环全身。而肝脏中产生的 LDL 则在体内循环的同时将胆固醇送往各个组织。

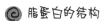 以蛋白质为媒介在血液中流动的胆固醇　　 脂蛋白的结构

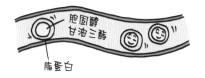

胆固醇
甘油三酯

脂蛋白

甘油三酯

磷脂
胆固醇
蛋白质

腻。而且与鱼和肉相比，鸡蛋的价格也很便宜。所以请多吃鸡蛋吧！

鸡蛋与糖分不可兼得

虽然多吃鸡蛋有好处，但也需要注意吃的方法。在吃了大量鸡蛋的情况下，就需要控制糖分的摄取量。

因为鸡蛋虽然含有丰富的能够提高代谢的蛋白质，但同时也含有大量的脂肪。在第一章中我也提到过，糖分和脂肪是导致肥胖的黄金组合。

也就是说，大量摄取鸡蛋就相当于"增加了脂肪的摄取量"。

如果增加了脂肪的摄取量，那就应该相应地减少甚至暂停糖分的摄取。比如为了提高代谢而选择高蛋白的饮食，那么在摄取

你有这样的烦恼吗？

营养强化蛋更有食用价值吗？

最好不要抱有过高的期待

最近，超市里出现了许多含有维生素 E 和维生素 D 以及叶酸的营养强化蛋。

我也买了一些号称"富含 EPA"的这种营养强化蛋，但看了营养成分表之后发现，每个鸡蛋之中含有的 EPA 量只有 20 毫克，还不如一勺紫苏油之中的 EPA 含量多。

这种鸡蛋价格昂贵，但含有的营养元素

大量蛋白质的同时，也要减少碳水化合物的摄取量，这是必须遵守的铁则。鸡蛋盖浇饭、亲子饭、猪排饭、鸡蛋面等"糖分 × 脂肪"的组合应该尽量避免食用。

鸡蛋中富含的胆固醇能够减轻体内的炎症

有的人肌肉并不少，平时蛋白质的摄入也很充分，却就是瘦不下来。这样的人很有可能是存在"代谢紊乱"的问题。

代谢紊乱，指的是因为体内存在炎症，导致"抑制食欲防止过量饮食的激素"和"防止多余脂肪堆积的激素"无法正常工作的状态。而鸡蛋中富含的胆固醇就能够减轻体内的这种炎症。但不要以为"只要多吃鸡蛋就万事大吉"。

很多食品会加重体内的炎症，比如使用 ω -6 系植物油的油

却并没有想象中的多，所以最好不要对其抱有过高的期待。与其花大价钱购买这种鸡蛋，不如多买几个普通鸡蛋吃掉，提高新陈代谢能力。

因为我一天就要吃 5 个鸡蛋，消耗量比较大，所以一般不会购买价格昂贵的高级鸡蛋。

针对"多吃鸡蛋"

最常见的反对意见

Q 鸡蛋里的胆固醇对人体有害……

会引发动脉粥样硬化

营养过剩会导致肥胖

吃多了对身体有害

A "1 天 1 个鸡蛋"的常识已经过时了

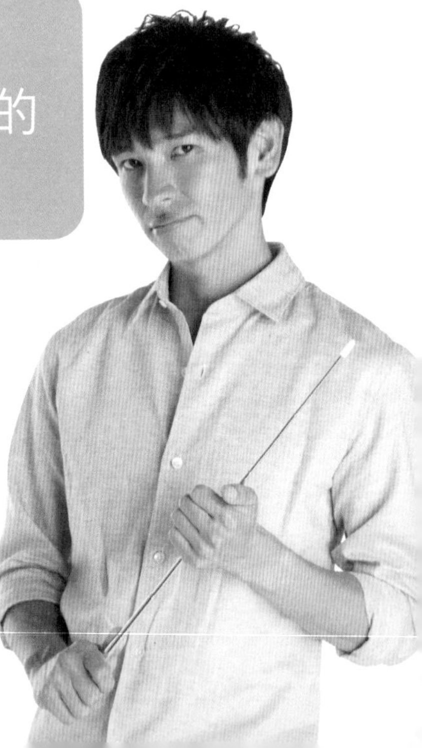

人们对胆固醇存在误解，事实上胆固醇并不可怕。请放心大胆地吃鸡蛋，弥补蛋白质的不足。

炸食品和含有大量反式脂肪酸的加工食品，含有大量糖分的点心和果汁、面包和面食等，如果过量摄入这些食品，那么不管吃多少鸡蛋都无法摆脱代谢紊乱的问题。

"我听从你的建议决定多吃鸡蛋，但却被家人阻拦……"

最近经常有人向我讲述这样的烦恼。

"吃太多鸡蛋会导致体内的胆固醇增加，引发动脉粥样硬化。所以鸡蛋一天最多只能吃一个！"

尤其是上了年纪的人更是对此深信不疑，严格地遵守着一天一个鸡蛋的规定。

胆固醇并不危险

"胆固醇对人体有害"的说法完全是无稽之谈。即便过量摄取胆固醇也不会对人体造成任何损伤。事实上，厚生劳动省发布的"日本人的膳食摄取标准"上从 2015 年 4 月开始就已经删除了胆固醇的摄取上限值。

那么，"胆固醇对人体有害"的说法究竟是从何而来的呢？

这个说法最初的起源，来自 1913 年俄国进行的一次动物实验。当研究人员让兔子摄入大量胆固醇之后，监控数值显示兔子出现动脉粥样硬化的风险大幅提高。但兔子是食草动物，本来就缺乏代谢胆固醇的能力，这使得这一实验结果非常缺乏说服力。

造成动脉粥样硬化的元凶并不是胆固醇

我明确地告诉大家，胆固醇会引发动脉粥样硬化的说法，是毫无科学根据的谣言。因为造成动脉粥样硬化的元凶并不是胆固醇，而是氧化应激。

正如我在第一章中提到过的那样，引发氧化应激的最主要原因就是糖分。

血液中的糖与构成血管壁的蛋白质相结合形成 AGEs（晚期糖基化终末产物），会使血管壁受损，具有修复血管作用的胆固醇被 LDL 携带赶来，和其他物质一起堆积在血管壁上，形成斑块，使血管失去弹性，这就是我们所说的动脉粥样硬化。从表面上来看，动脉粥样硬化似乎是由于胆固醇的过度聚集所导致的。

血管壁上的这些斑块，确实有堵塞血管的危险。但只要不过量摄取糖分引发氧化应激反应，导致血管壁出现损伤，胆固醇自然也就不会聚集。也就是说，只要控制糖分的摄取，减少对血管的损伤，胆固醇就不会堆积形成斑块。

顺带一提，糖分之中最容易引发氧化应激的是以白砂糖为代表的精制糖。胆固醇的主要作用是消除体内的炎症，促进雌性激素活化。

所以，希望通过提高代谢来减肥的人，请放心大胆地积极摄取胆固醇吧。

不过，鸡蛋中含有非常多的胆固醇，这也是毫无争议的事实。

因此，胆固醇值比较高的人，在增加鸡蛋的食用量之后胆固醇总量会在短期内出现上升的情况，但过一段时间之后就会逐渐稳定下来，所以不必担心。如果实在不放心的话，可以在医师和营养师的指导下控制摄取量。

要想提高代谢，就必须积极摄取蛋白质。其中动物蛋白更是必不可少。

仅凭肉和鱼很难补充足够的动物蛋白，不足的部分可以用鸡蛋来弥补。所以，请大家一定要多吃鸡蛋。

不要被名为"健康食品"的加工食品欺骗

加工食品为了获得消费者的青睐，往往将美味放在第一位而忽视了营养。因此，在加工食品之中含有大量的糖分、脂肪、盐，以及让食物吃起来更美味的食品添加剂[1]。

如果经常吃这些东西，会使我们正常的味觉和食欲出现问题，因此而失去的代谢能力也永远无法恢复。

像零食和方便面等传统的加工食品，绝大多数的人都会下意识地敬而远之。真正需要我们注意的，是那些强调"健康"和"低卡路里"，打着"健康食品"幌子的加工食品。

比如普遍认为"有益于身体健康"的青汁。我手上这个某品牌的袋装速溶青汁粉，排在原材料表第一位的是最难以消化的糊精，其次是麦芽糖。这根本不是青汁，而是"有甜味的绿色粉末"。

---

[1] 将谷氨酸钠与肌苷酸混合制成的"氨基酸"，以及将玉米淀粉分解加工制成的"果葡糖浆"等，以增加食物口感为目的而生产出来的化学合成物质，许多加工食品中都有食品添加剂。

常见的甜味剂

名称	特征	甜度
阿斯巴甜	天冬氨酸与苯基丙氨酸这两种氨基酸结合而成的产物。	约为砂糖的 200 倍。
安赛蜜	以双烯酮为原料制成。	约为砂糖的 200 倍，因为无法被生物体利用，所以经常被作为零卡路里食品的甜味剂。
甘草提取物	利用豆科植物甘草以及同属植物的根和根茎提取出的甜味剂，经过进一步的加工能够变成甘草酸苷。	约为砂糖的 200 倍。
木糖醇	从植物中提取的木聚糖加水分解之后得到木糖，木糖氢化制成木糖醇。	与砂糖相当。
糖精	以甲苯为原材料经化学合成制成。摄取后也不会获得热量（卡路里）。	约为砂糖的 500 倍，甜味极强。即便很少的量也能使甜味在口中留存很久，回味悠长。
甜菊糖	从原产于南美的菊科植物甜叶菊的叶中提取而成。经过进一步的加工能够变成甜菊苷。	为砂糖的 250~300 倍。
D- 山梨醇	将葡萄糖还原制作而成。	约为砂糖的 60%。溶解时具有吸热性，因此入口后会产生出一种清凉感。

（根据东京都福祉保健局网站"食品卫生之窗"内容制作）

像这种挂羊头卖狗肉的情况，在加工食品之中可以说是屡见不鲜。

鱼肉肠一点也不健康

虽然加工食品吃起来非常方便，但如果真心想要提高代谢的话，最好与加工食品保持距离。

事到如今还有人相信"鱼肉肠是健康食品"，这可真是令我感到意外。

我们都知道猪肉肠并不健康，那么鱼肉肠和猪肉肠除了使用的原材料有区别之外，其他制作工艺完全一样，为什么鱼肉肠就变成了健康食品呢？

鱼肉肠和一条鱼，哪一个营养价值更高，可以说是一目了然。绝大多数的加工食品都比天然食品的营养价值低，所以在选择食

你有这样的烦恼吗？

吃巧克力让人上瘾……

令人上瘾的不是巧克力而是砂糖！

我在《通过饮食减肥的方法》一书中说过，现在市面上销售的那些廉价的巧克力点心，几乎全都是"巧克力味的砂糖"。

众所周知，食品的原料表会按照含量的多少来排列顺序，而这些食品的原料表上，排在第一位的都是"砂糖"，紧接着是"可可粉"。

物时尽量选择接近自然形态的食品。

此外，加工食品中含有大量的食品添加剂，会破坏我们正常的味觉和食欲，损害肠道菌群，影响人体的消化与吸收。

加工食品中有不少是糖分与脂肪组合在一起的食物，还含有大量容易引发体内炎症的过氧化脂质，这些都是必须注意的问题。

巴西莓果汁中只有极少量的巴西莓

现在我们的身边到处都是加工食品，想要"完全不吃加工食品"对现代的日本人来说恐怕很难做到。比如工作繁忙的时候只能买便利店的便当来对付一顿。

大家在超市或便利店选择商品的时候，都会关注哪些信息呢？绝大多数的人都会先被商品名和包装吸引，然后再看价格是否合适。而我一般会翻过来看原料表。

最近我发现了一种新产品，在其原料表上，排在最前面的是"巧克力"和"砂糖"。

这一下引起了我的警觉。作为原料的巧克力究竟是由什么材料制成的呢？莫非是用市面上销售的巧克力又经过某种加工制成的吗？

对于这种从原料表上看不出任何有用信息的食品，最正确的做法就是不要买、不要吃。

首先，原料表上写满看不懂的化学名称（食品添加剂）的加工食品全部不要。其次是确认商品名称与原料表上所写的名称是否一致。

比如价格昂贵的巴西莓果汁，其实里面巴西莓的含量十分少，绝大多数原料都是蓝莓和砂糖。还有号称健康食品的"亚麻籽油沙拉酱"，主要成分是果葡糖浆……只要仔细检查商品背后的标签，就能戳破这些打着"健康食品"幌子的加工食品的谎言。

油是减肥的关键

如今很多人都认为"油吃多了会使人变胖",但实际上也有一些种类的油对提高代谢有帮助。代谢不好的人,更应该认真地了解油的种类并且积极地摄取对提高代谢有帮助的油。

油大体上可以分为饱和脂肪酸与不饱和脂肪酸两种。饱和脂肪酸指的是常温下能够凝固成固体的肉类脂肪,不饱和脂肪酸则又分为 ω–3、ω–6 以及 ω–9 几种。

简单来说,我们应该积极摄取的"能够提高代谢的油"是ω–3,而应该避免摄取的是 ω–6。ω–9 和饱和脂肪酸是介于ω–3 与 ω–6 中间的油,其摄取量可以根据糖分的摄取量适当调整。

最后还有一种大量存在于加工食品之中的反式脂肪酸[1],比如

---

[1] 反式脂肪酸:在植物油中添加氢,利用化学方法生产出来的自然界之中原本不存在的油。美国从 2018 年开始全面禁止在食品中使用反式脂肪酸。

人造黄油和起酥油。这是自然界中不存在的化学油，不但会降低代谢，还有诱发癌症的风险，必须尽量避免食用。

ω-3 脂肪酸是提高代谢的救世主

虽然 ω-3 脂肪酸有助于减少多余的脂肪，但遗憾的是，在我们平时的生活里很难摄取到这种类型的油。这种油只在沙丁鱼和鲐鱼等鱼类，核桃、亚麻籽油、紫苏油等一部分植物油和蔬菜之中少量存在。

ω-3 脂肪酸具有软化血管、促进血液流动、减轻体内炎症的作用。

我们在制作油炸食品时所使用的色拉油、大豆油、玉米油等含有大量 ω-6 脂肪酸的油，会增加血液黏稠度以及体内的炎症。

在第一章中我已经为大家说明，出现代谢紊乱的人，就是因为掌管代谢的瘦蛋白的受体出现了炎症，结果导致食欲大增。如果一直坚持 ω-3 脂肪酸不足而 ω-6 脂肪酸过量的饮食习惯，那么瘦蛋白的活动就永远也无法恢复正常。

鲭鱼不但含有 ω-3，还含有丰富的蛋白质，应该经常食用。

油的种类

脂肪酸

不饱和脂肪酸

常温下为液体。能够作为能量源和形成细胞膜的材料。具有减少血液中多余甘油三酯和胆固醇，防止血栓的作用。

饱和脂肪酸

常温下为固体。能够作为能量源和人体的组成成分，但会增加血液中的甘油三酯和胆固醇，使血液变得黏稠，而且容易在体内积蓄成为体脂。主要存在于肉类、黄油、猪油、椰子油中。包括棕榈酸、硬脂酸、肉豆蔻酸、月桂酸等。

多不饱和脂肪酸

能够减少甘油三酯，有抗过敏的作用。人体内无法生成。

单不饱和脂肪酸

稳定不易氧化。能够在人体内生成。

ω−3 脂肪酸

α−亚麻酸 /EPA/DHA

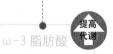

ω−9 脂肪酸

棕榈油酸 / 油酸

ω−6 脂肪酸

γ−亚麻酸

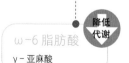

控糖，才能解除对饱和脂肪酸的限制

我曾在已经出版的书中发出警告，"摄取过多以猪油和黄油为代表的饱和脂肪酸，会使血液变得黏稠"。导致血液黏稠的原因，是同时摄取糖分和脂肪。所以在控糖的情况下，就不必有这样的担心。甚至可以说，如果坚持严格控糖的话，更应该积极地摄取饱和脂肪酸。

这是因为，仅凭鱼和一部分植物油中少量含有的 ω-3 脂肪酸，根本无法满足代谢所需的消耗。

通过控糖和增加油的摄取，可以使身体从糖代谢模式转变为脂代谢模式，更容易燃烧体脂。

你有这样的烦恼吗？

两餐之间感到肚子饿的时候应该吃些什么呢？

我用黄油来代替零食

饱和脂肪酸能够提高人体的代谢能力，而且加热后也不会出现氧化反应，所以我在做饭的时候经常使用猪油与黄油。猪油我买的是超市里销售的那种牙膏包装的类型，非常适合炒菜时使用。

而黄油我不但会用来做菜，平时感到肚子饿的时候也会当成零食直接吃。可能有人觉得"直接吃不会太腻吗"，但我并不

不仅如此，增加饱和脂肪酸的摄取还能缓解因为减少碳水化合物的摄取而导致的便秘和饥饿感等症状，增强肠道菌群的活性，提高消化吸收功能。可以说是好处多多。

从"提高代谢"的角度来说，与纯瘦肉相比，含有更多脂肪的五花肉更好。

这样认为。

黄油很容易被肠道菌群分解，而且富含能够迅速转变为能量的短链脂肪酸。与富含中链脂肪酸的椰子油相比，代谢速度更快。

与其吃那些不知道对身体是否有害的零食，还不如直接吃黄油！不过，拿黄油当零食的前提条件是，必须严格控制糖分的摄取。

米饭每餐不能超过80克

看到这里，想必大家已经知道，过分摄取糖分是导致肥胖和代谢能力下降的主要原因。但肯定有人会说，"我最喜欢吃米饭了，完全无法忍受不能吃米饭的痛苦"。

事实上不必控制得过于严格。尤其是对有糖瘾的人来说，突然停止一切碳水化合物的摄取反而更加危险。因为这样可能导致出现糖戒断反应，而且很容易反弹。

我建议每餐吃米饭的数量不超过 80 克，相当于一小碗米饭，拳头那么大的一个饭团（便利店里卖的饭团一个是 110 克左右）。在吃的时候尽量细嚼慢咽。

80 克米饭之中含有的糖大约为 20 克。这种分量的糖分不会导致血糖值迅速上升，因此完全不必担心。

胰岛素的作用

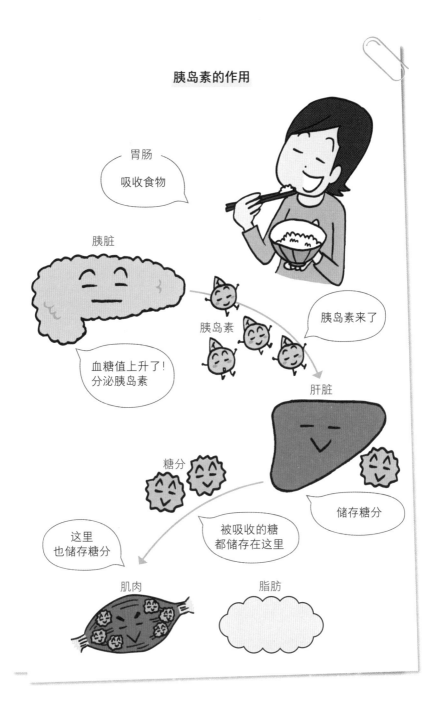

从减少一餐米饭的"适度控糖"开始

如果在充分摄取了鱼、肉、蛋、大豆等富含蛋白质的食品之后，仍然感觉"不吃米饭的话就没吃饱"的人，请放心大胆地吃米饭。

减少米饭的摄取，结果因为没吃饱而吃零食的话，反而是本末倒置。

少吃一餐米饭也不会感觉肚子饿的人可以考虑减掉早餐或者晚餐的米饭，采取"适度控糖"的方法。就我个人来说，我经常每天只有一餐吃米饭。

米饭我推荐糙米饭，因为据说糙米"富含维生素和矿物质，营养是白米的 3 倍""是一种能够缓慢提升血糖值的低 GI（血糖生成指数）值的食品"。

不过一小碗米饭总共只有 80 克左右，就算含有 3 倍的营养元素，其实也没有太大的差异。同样，关于 GI 值的问题也不必太过在意。所以喜欢吃白米的人选择白米饭也没问题。

你有这样的烦恼吗？

总是感觉吃不饱，结果吃得更多……

是不是控糖太严格了？

控糖如果采取了错误的方法，就很容易导致反弹。

控糖原本是糖尿病患者为了控制病情而采用的一种饮食疗法。具体的方法之一是"不吃主食，每天糖分的摄取量控制在 20 克以下"。

吃完饭就犯困，是糖分摄取过量的信号

很多人在中午吃完饭之后就会感到有强烈的困意。

虽然这是会影响到下午工作的非常麻烦的生理现象，但因为不知道原因，所以很多人对此没有什么办法。

事实上，这种情况说明你在吃饭的时候摄取了过多的糖分，是身体给你发出的信号。

想一想你中午都吃了什么？大碗米饭、猪排饭、拉面、意大利面……用这些含有大量糖分的食物满足了自己的口腹之欲。

大量摄取糖分→血糖值上升→为了降低血糖值而大量分泌胰岛素，当我们的身体进入这种状态之后，体内一种被称为食欲肽的激素受到抑制，就会令人感觉困意袭来。

食欲肽具有高度的兴奋作用，但在人体大量分泌胰岛素的时候，会抑制食欲肽的分泌，使人昏昏欲睡。所以只要控制糖分的摄取量，就能减少对食欲肽的影响。

我认为，如果不是糖尿病患者，只是以减肥为目的而控糖的人，没必要做得如此严格。

一个本来就喜欢吃米饭、面包、甜食的人，如果有一天突然严格控糖，那么未来很有可能出现反弹。所以从长远的角度来看，我并不推荐严格控糖的方法。

最常见的
反对意见

Q

也有吃米饭减肥的方法啊！

我朋友就是用吃碳水化合物的方法减肥成功了

日本人以前不都是吃白米饭吗……

不吃主食减肥，很容易反弹

A

只是不吃多余的食物而已

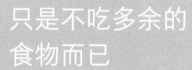

米饭并不是有害的食物。如果吃米饭之后可以不吃加工食品、垃圾食品、零食之类的东西，那么吃米饭也没什么关系。

曾经有一段时间流行"吃米饭减肥"

我这个人有个特点，那就是不管什么事都愿意尝试一下，所以我也用了一周的时间，每餐都吃一碗以上的米饭，测试这个所谓的"高碳水化合物饮食法"。因为每餐要吃大量的米饭，只吃少量的副食和味噌汤，所以咀嚼次数必然有所增加，吃饭的速度也下降了不少。每顿饭都吃得很饱，三餐之间完全不想吃任何零食。

但可能因为胰岛素分泌得太多，所以每次吃完饭之后都会感到倦怠、想睡觉，而且对血糖值进行测量之后发现，餐后血糖值完全没有下降的趋势。

因为我之前从没有摄取过这么多的糖分，一下子增加了糖分的摄取，会出现这种情况也是正常现象。

可能有的人坚持"高碳水化合物饮食法"一段时间之后，就不会再大量分泌胰岛素，血糖值也会上升得比较缓慢，而且不会再感到倦怠和想睡觉，但至少我在尝试的这段时间里没有发生这样的变化。

当然，或许有人适合这种方法。米饭本身就含有丰富的水分和膳食纤维，能够润肠通便，而且增加咀嚼次数还有产生饱腹感的效果。

不过我对"吃米饭减肥"的说法持怀疑态度，我认为减肥成功的真正原因并不是吃米饭。

成功减肥不是因为吃米饭？

一餐吃一大碗米饭的话，就会发现肚子已经很饱了，连副食都吃不下去多少。

如果你是一个身材比较肥胖，且经常在外面吃饭，经常不记得昨天吃过什么，对饮食也不是很重视的人，那么可以尝试一下以吃米饭为主的饮食方法。

因为这样可以使你减少吃零食的次数。绝大多数的零食之中都含有精制糖和能够使血糖值急速上升的甜味剂，以及 ω-6 脂肪酸和反式脂肪酸，这些对身体都没有任何好处。

所以吃米饭成功减肥的直接原因并不是吃米饭，而是减少了吃这些有害食品的次数。

由此可见，"管住嘴"对减肥来说具有非常重要的意义。只要能够避免吃那些有害食品，哪怕采用"多吃米饭"这种极端的方法也一样有效果。

用"高碳水化合物饮食法"减肥，就绝对不能摄取脂肪

我认为"以米饭为主"的饮食方法应该适用于一部分人群。

我推荐的以鱼、肉、蛋等富含蛋白质的副食为主，减少主食摄取量的"高蛋白质和低糖分"的饮食方法，有一个最大的缺点就是成本太高。

对手头比较紧张的年轻一代，以及由母亲或妻子安排食谱并

控制伙食费的家庭来说，即便想尝试我推荐的方法，恐怕也会因为经济上的原因而无法实现吧。

"大量吃副食"可能会给经济造成一定的负担，而"大量吃米饭"的话应该就没什么问题了。所以，大家可以根据自身的实际情况来选择适合自己的饮食方法。

不过，想要利用高碳水化合物饮食法减肥的话，必须注意限制脂肪的摄取。也就是说，必须特别注意与米饭一起搭配食用的副食。油炸食品和炒菜要尽量减少，鸡蛋和肉等动物蛋白也要控制摄取量……与高蛋白质低卡路里的饮食方法相比，高碳水化合物饮食法能够选择的食物种类和料理方法更少。

最好的办法就是积极摄取我将在后面提到的"健康食品"。至于本书推荐的肉和蛋，因为含有太多的脂肪，所以并不适合搭配高碳水化合物。因为糖分和脂肪搭配在一起，不但没有减肥的效果，反而会让身体继续产生更多的赘肉，变得越来越胖。

综上所述，关键在于根据自己的实际情况具体问题具体分析，不管任何事情都不能盲从和盲信。

砂糖和小麦会导致肥胖

导致我们身体代谢能力下降的主要原因，就是过量摄取糖分。其中砂糖和小麦更是导致肥胖的恶魔食品。

第一，这两种食物会使血糖飙升，使人体大量分泌被称为肥胖激素的胰岛素。

第二，这两种食物还是有害细菌[1]的温床，会破坏肠道菌群的平衡。

第三，在小麦含有的蛋白质之中，85%都是麦醇溶蛋白和麦谷蛋白，这两者结合在一起叫作谷蛋白[2]，具有增进食欲的作用。

第四，过量摄取糖和小麦，会大量消耗有助于提高代谢的维生素和矿物质，比如维生素 B_1、镁、钠等营养元素。

---

[1] 存在于人类肠道菌群之中的有害细菌，会分泌出影响消化作用的有害物质，对人体造成负面的影响。产气荚膜梭菌、大肠杆菌、葡萄球菌等都属于此类。

[2] 谷蛋白：一种存在于小麦胚乳之中的蛋白质。小麦粉揉成的面团之所以有弹力和黏性，就是因为这种蛋白的缘故。

目标：零谷蛋白！

只要不吃谷蛋白就能获得优美的身材——这就是零谷蛋白减肥法。因为谷蛋白存在于小麦、大麦、黑麦等常见谷物的胚乳之中，所以我们往往在不经意间就摄取了不少。平时注意谷蛋白含量较高的食品，尽量不要食用即可。

谷蛋白含量较高
的食品

面包、意大利面、乌冬面、拉面、硬面包圈、炒面、马卡龙、全麦粉、面包粉、比萨饼皮、馄饨皮、饺子皮、天妇罗、炸鸡块的外皮、包子皮、西洋点心、咖喱汤的黄油面酱、啤酒、发泡酒

不含谷蛋白
的食品

米、杂粮、年糕、米粉、粉丝、糙米、荞麦粉、大豆粉、葛根粉、马铃薯淀粉、玉米淀粉、泡打粉、椰子粉、肉、鱼、蔬菜、水果、豆类、根茎类、豆腐、魔芋、纳豆、黄油、奶酪、酸奶、日式点心、巧克力、胶冻、爆米花、坚果

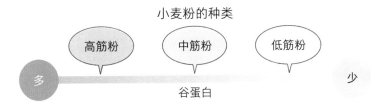

小麦粉的种类

高筋粉　　中筋粉　　低筋粉

多　　　　　　　　　　　　　　　少

谷蛋白

砂糖是脂代谢的天敌

现在市面上关于减肥的书堆积如山，但推荐"多吃糖"的书一本也没有。

砂糖不仅是减肥的天敌，也是代谢的天敌。

摄取糖分之后血糖值上升，人体就会分泌胰岛素来降低血糖值。而胰岛素是一种会使脂代谢停止，导致人体变胖的激素。

在所有种类的糖分之中，砂糖是被人体吸收速度最快的高 GI 值食品。

摄取砂糖之后血糖值迅速升高→身体不断分泌出胰岛素降低血糖值。经常吃甜食、果汁的人，体内总是出现这样的情况。如果在这种情况下还能提高代谢能力使身体变瘦的话，那恐怕只能称之为奇迹了吧。

虽然我们无法直接看到食品中的糖分，但在加工食品之中的确含有大量的砂糖，比如一瓶碳酸饮料，含有相当于 12~15 块砂糖的糖分。

你有这样的烦恼吗？

吃低糖的全麦面包没事吧？

全麦面包也是面包，不能吃。

最近受控糖饮食流行的影响，很多酒类饮料和加工食品都开始强调自己"无糖"。

喜欢吃面包的人，为了减少糖分的摄取也开始关注含糖量较少的"全麦面包"。

每当有人对我说，"我听取森先生的建议控糖，所以现在买面包都买全麦的了"，

我们在吃加工食品的时候往往意识不到自己竟然摄取了这么多的糖分，这才是最可怕的。

改变爱吃面食的饮食习惯

以小麦为原材料制作的食品非常多，可能有人担心"很难做到零谷蛋白"，但实际上并没有想象中的那么困难。只要尽量不吃面包和面食就可以。

糖分可以通过米和根茎类食物来摄取。当然零食也完全不能吃。只要坚持这个规则，任何人都能顺利地瘦下来。

面包完全是"营养不足而能量过多"的垃圾食品。一个甜面包含有超过 500 卡路里的能量，除了糖分和脂肪之外几乎没有其他任何营养元素，而且还经常含有人造黄油等反式脂肪酸。

非常喜欢吃面包和面食的人，可以试着转变一下思路，不必严格地彻底戒掉面包和面食，而是优先选择用身体必需的食品来填饱肚子。

我的回答都是"最好不要吃面包"。

"因为全麦面包含糖量很低，所以吃了也没事"，这种想法是完全错误的。用这种食品填饱了肚子，就没有办法吃对代谢有帮助的食品，在我看来这才是最大的问题。

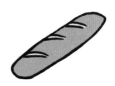

无法选择饮食时就吃"健康食品"

要想提高代谢能力，最好多摄取肉、鱼、蛋等富含动物蛋白的食品。糖分、一些种类的油以及加工食品尽量不要吃。

或许有人会问：具体应该吃些什么呢？答案是：以传统食材制作而成的"健康食品"。

具体包括豆类、芝麻等种子类，裙带菜等海藻类，以及深色蔬菜、鱼类、蘑菇类、根茎类食品。这些都是富含有助于提高代谢的营养元素的健康食品。

豆类和鱼类是蛋白质的主要来源。芝麻等种子类食品中含有丰富的优质脂肪，海藻类食品含有维生素、矿物质、镁、B 族维生素、水溶性膳食纤维 [1]，蘑菇类食品卡路里含量低而水溶性膳食纤维多。

---

[1] 水溶性膳食纤维：膳食纤维分为水溶性和非水溶性两种，最好按照 1：2 的比例摄取。水溶性膳食纤维中的糖分被人体吸收的速度比较慢，能够抑制餐后血糖值的上升速度和脂肪吸收，还有减少血液中胆固醇的功效。

"健康食品"的种类

| 豆制品 | 味噌、纳豆、豆腐、大豆、红豆、豆腐皮 | 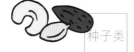 |

| 种子类 | 芝麻、坚果、核桃 |

| 海藻类 | 鹿角菜、海带、海苔、琼脂、裙带菜 | |

| 蔬菜 | 以深色蔬菜为主 |

| 鱼 | 含有优质 EPA 和 DHA 的鱼类 | |

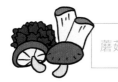

| 蘑菇 | 香菇、口蘑、舞茸、杏鲍菇、金针菇 |

| 根茎类 | 芋头、地瓜、土豆 | 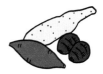 |

根茎类食品含有丰富的膳食纤维，和米饭一起食用也没关系，是非常优质的糖分来源。

"健康食品"并不是绝对的

虽然我建议大家多吃前面提到的这些健康食品，但实际上，只要充分摄取富含动物蛋白的食品（鱼、肉、蛋），就能获取人体所需的营养元素，提高身体的代谢功能。也就是说，只要获取了充足的蛋白质，就不必再特意补充健康食品。

我经常一餐吃 500 克牛排，但对很多人来说这样的食谱并不现实，而且可能有的人感觉这样吃太单调了。

有的人不喜欢吃肉，还有的人感觉每餐都大鱼大肉做起来太麻烦。因此，尽可能选择种类丰富的食材，可以增添吃饭的乐趣。

所以，在充分摄取了富含动物蛋白食品的基础上，如果感觉

你有这样的烦恼吗？

生活费不够用！不能每餐都大鱼大肉……

用深色蔬菜和蘑菇来作补充吧

因为蔬菜比鱼和肉价格便宜很多，所以很多人为了节省生活费而选择吃蔬菜。

对经济压力比较大的人来说，可以选择购买价格便宜的大豆芽和深色蔬菜。

深色蔬菜包括胡萝卜、南瓜、西红柿、青椒等，而卷心菜、白菜、白萝卜、黄瓜则

还没吃饱的话，可以再补充一些豆类、蔬菜或者海藻类等健康食品。

不能只吃蔬菜不吃肉！

前文中介绍的健康食品含有代谢必不可少的营养元素，而且大多卡路里含量很低，是非常适合用来减肥的食品。但许多人都容易进入的误区是，坚信"采用以蔬菜为主的饮食方法就能减肥"，然后只吃蔬菜不吃肉。

蔬菜确实含有维生素、矿物质等代谢必不可少的营养元素，但过度追求"低卡路里"，完全以蔬菜、海藻类和蘑菇等食物为主，只少量搭配鱼、肉、蛋等食物，这种做法是完全错误的。

虽然以蔬菜为主的饮食方法能够在短期内减轻体重，但却无法提高身体的代谢能力，无法使自己变为易瘦体质。

而且正如我在本书中反复强调的那样，蛋白质是提高代谢能

属于浅色蔬菜。

虽然这两种蔬菜的膳食纤维含量不相上下，但在维生素、矿物质，以及具有抗氧化作用的植物化合物的含量上，深色蔬菜具有压倒性的优势。

同样，富含维生素、矿物质、膳食纤维，含糖量又很低，味道也很好的蘑菇可以多吃一些。

针对"实在不知道吃什么的时候就吃'健康食品'"

最常见的反对意见

只要吃低卡路里的食品就能瘦下来

吃饭前先多喝水

魔芋冻是减肥的最佳食品

只要把摄取的卡路里控制在基础代谢值以下就不会变胖

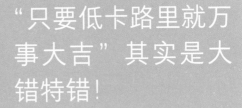

"只要低卡路里就万事大吉"其实是大错特错!

如果只吃低卡路里的食物,在体重减轻的同时肌肉量也会减少,而脂肪却留了下来。长此以往,身体会变得越来越难以瘦下来。

力必不可少的物质。而在健康食品之中，除了豆类和鱼类之外，其他健康食品的蛋白质含量都非常少。

如果只吃蔬菜来填饱肚子，那么就失去了摄取蛋白质的机会，失去了提高代谢能力的机会。

我有一位 20 岁的客户，她用食物自身的重量来判断吃了是否会变胖，甚至问我"点心比米饭轻很多，所以吃点心不容易胖吧"。

虽然像她这种想法的人不多，但很多大家自以为的有助于减肥的方法其实也是错误的。其中最多人相信的减肥方法大概就是"低卡路里神话"吧。现在的减肥市场都将限制卡路里摄取放在第一位，却忽视了营养元素的摄取量，实际上这种方法是非常错误的。

零卡路里饮食无法燃烧体脂

像草食动物那样"只吃草不吃肉"的饮食方法，从提高身体代谢能力的角度来说，是最没有效率的做法。

以炒菜为例，与菜多肉少的"菜炒肉"相比，肉多菜少的"肉炒菜"对提高代谢更有帮助。卷心菜、豆芽等蔬菜吃得再多也无法提高代谢，如果光吃这些菜就吃饱了，导致无法摄取有助于提高代谢的蛋白质，那完全是本末倒置。

还有一种防止吃太多的方法，就是饭前先大量喝水。但这种方法会冲淡胃液，使我们无法将吃下去的食物充分地消化吸收。

最错误的想法就是"只要吃零卡路里的食物就能减肥"。

比如吃巧克力卡路里含量太高，不如吃果冻，吃果冻不如吃魔芋冻，吃魔芋冻不如吃零卡路里果冻……如果只将卡路里作为唯一的判断基准，那么零卡路里食品确实是最终的答案。

但认为"零卡路里食品"就是"减肥食品"却是完全错误的。我在这里明确地告诉大家，任何食品都没有"吃了就能瘦"的效果。

50 克的零卡路里食品含有 0 千卡的热量，而 50 克牛肉含有大约 150 千卡的热量。乍看起来，与吃牛肉相比，吃零卡路里食品变胖的风险更小。

事实上，减肥并不是单纯做卡路里减法，低卡路里食品在低卡路里的同时，营养元素的含量也非常少。如果只用低卡路里食品填饱肚子，就没有机会去摄取那些有助于提高代谢的营养元素，最后就会处于营养失衡的状态。

即便吃含有 1000 千卡热量的坚果也不会变胖！

我把坚果当作零食平时吃，我的包里总是带着坚果。

超市和便利店里卖的小包装坚果的营养成分表上，写着每袋约含有 1000 千卡的热量。顺带一提，我经常当作零食吃的黄油，每 100 克大约含有 700 千卡的热量。如果从卡路里的角度来判断的话，坚果和黄油都是绝对不能吃的食物。

经常有人对我说："你吃这么高卡路里的食物真的没关系吗？""你不会变胖是因为你经常运动的缘故吧"，但实际上运动和坚果之间并没有关系。

请大家仔细看坚果和黄油外包装上写的营养成分表。

在这两种食物的营养成分之中，脂肪占绝大多数的比例。因此这两种食物的卡路里含量高也是理所当然的。而脂肪含量高的食品只要不和糖分一起摄取，就不会使人变胖。因为只要人体不过多地分泌出胰岛素，多余的能量就会自然地排出体外。

将坚果和黄油当作零食经常食用，有许多优点。因为富含脂肪的食物具有提高脂代谢的效果。另外，杏仁能够抑制 AGEs 的形成，核桃富含 ω-3 脂肪酸，黄油有助于调整肠道菌群，还含有丰富的短链脂肪酸。

只要搞清楚代谢和营养元素的关系，就不会再谈卡路里色变了。基础代谢值 1500 千卡的人，即便摄取了超过 2000 千卡的能量，只要不同时摄取太多的糖分，也不会变胖。

现在大家能够摆脱"低卡路里至上主义"的思想了吧。

空腹是提高代谢的绝佳时机

我们人类其实拥有自己产生糖分的能力。当我们体内的糖分不足时，为了维持一定的血糖值，肝脏能够自己产生出葡萄糖。这被称为"糖异生"[1]。

糖异生是利用体内的氨基酸等材料来产生糖分，所以这是提高脂代谢、燃烧体脂的绝佳机会。

人体在处于空腹、绝食以及睡眠等血糖值大幅下降的"饥饿状态"时，就会进行糖异生。如果你感觉肚子非常饿，就说明身体正在将脂肪转变为能量。在这个时候摄取能够提高代谢能力的食物，可以起到事半功倍的效果。

---

[1] 糖异生：利用体内的氨基酸等不属于糖分的物质生产出糖（葡萄糖）的过程，常见于血糖值下降等情况，是肝功能的一种。

"糖酵解" 与 "糖异生"

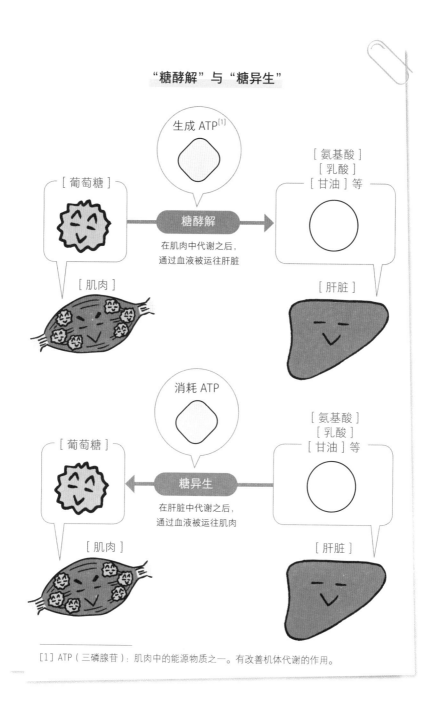

生成 ATP[1]

[葡萄糖]

[氨基酸]
[乳酸]
[甘油] 等

糖酵解

在肌肉中代谢之后，
通过血液被运往肝脏

[肌肉]

[肝脏]

消耗 ATP

[葡萄糖]

[氨基酸]
[乳酸]
[甘油] 等

糖异生

在肝脏中代谢之后，
通过血液被运往肌肉

[肌肉]

[肝脏]

[1] ATP（三磷腺苷）：肌肉中的能源物质之一。有改善机体代谢的作用。

空腹时不要摄取糖分！

感觉饥饿的时候，应该吃什么呢？这是关系能否提高代谢的重要问题。

感到饥饿的时候，人体一般处于血糖值比较低的状态。但千万不要因为"身体需要糖分"而立即补充面食、面包、米饭等碳水化合物。这个时候，正是让身体消耗脂肪的大好时机。

要是通过摄取糖分来提高血糖值，那么身体就会立即开始消耗糖分，进入糖代谢模式，此时，关键的脂代谢则会立即停止。

如果想通过脂代谢模式来促进糖异生，就要多摄取蛋白质、脂肪、维生素和矿物质等糖分之外的营养元素，给糖异生提供材料。

你有这样的烦恼吗？

早晨吃水果，难道不对吗？

肚子饿只是需要营养而不是需要糖分

空腹是进行糖异生的绝佳时机。但如果在空腹时摄取了糖分，脂代谢模式就会停止，使我们错失好不容易得来的减肥良机。

每天早晨起来，是最容易打开糖异生开关的时候，可很多人早餐却喜欢吃含糖量很

长时间空腹也没关系

一直以来，人们普遍认为，两餐之间相隔的时间太长，容易变得肥胖。

因为在肚子特别空的时候吃东西，会使下降的血糖值迅速升高，导致人体分泌出大量的胰岛素（肥胖激素）。

本书介绍的森拓郎式提高代谢的饮食方法，每餐摄取的米饭只有一小碗，也就是80克左右。80克米饭含有大约20克的糖分，这么少量的糖分并不会使血糖值迅速升高，所以完全不必担心。

顺带一提，当我晚上饿得睡不着时，会用纳豆来填饱肚子。只要不吃含有大量糖分的食物，就不会使血糖值迅速上升。

也就是说，会不会变胖和两餐间隔的时间没有关系，关键在于空腹的时候吃的是什么。

高的面包和水果……这是非常错误的做法。

当我们感到饥饿时，身体所需的并不是糖分，而是能够转变为能量的蛋白质、脂肪、矿物质和维生素。请务必牢记这一点！

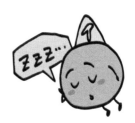

发酵食品可帮助提高代谢

纳豆、味噌、奶酪、酸奶、腌菜、酱油等发酵食品都是非常优良的能够提高代谢的食品，所以应该积极食用。

与普通食品相比，发酵食品中的营养物质被微生物分解，不但含有更多有益于代谢和健康的成分，而且味道更好、更易于保存。

发酵食品在发酵的过程中，能够产生出对人体有益的细菌，也就是我们俗称的益生菌[1]。益生菌能够促进人体肠道内有益菌的活动，调整肠道环境，提高吸收功能，促进新陈代谢。

此外，发酵还能产生出氨基酸和B族维生素等有用的营养成分。氨基酸是更加易于人体吸收的蛋白质。维生素 B_1 能够分解糖分，维生素 B_2 能够分解脂肪，都是提高代谢必不可少的营养元素。

---

[1] 益生菌：调整肠道菌群，改善身体健康状况的微生物，以及富含这类微生物的食品。最有代表性的就是乳酸菌、双歧杆菌、曲霉。

发酵食品的种类

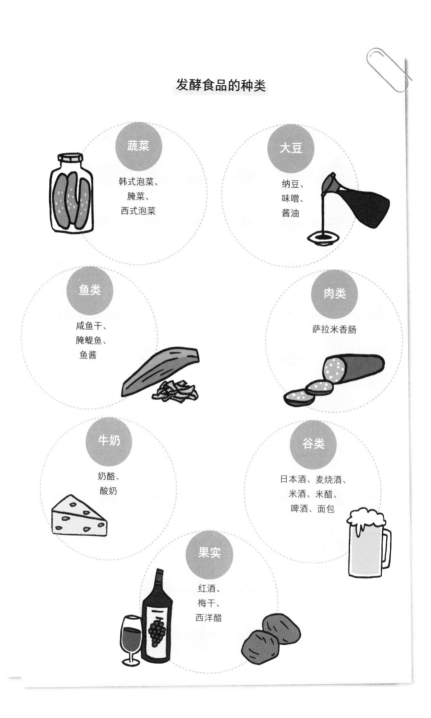

蔬菜
韩式泡菜、
腌菜、
西式泡菜

大豆
纳豆、
味噌、
酱油

鱼类
咸鱼干、
腌鳀鱼、
鱼酱

肉类
萨拉米香肠

牛奶
奶酪、
酸奶

谷类
日本酒、麦烧酒、
米酒、米醋、
啤酒、面包

果实
红酒、
梅干、
西洋醋

因为发酵食品价格便宜而且吃起来十分方便,所以应该在冰箱里常备一些,作为提高代谢的固定食品。

我最常吃的发酵食品就是纳豆。

为了补充足够的蛋白质,我在外面吃饭的时候一定会点纳豆,晚上感到饥饿的话也会吃纳豆。虽然豆类本身含有阻碍其他营养元素吸收的植酸,但在发酵之后植酸会失去原有的作用。

从方便的角度来说,奶酪也是很好的选择。

再制干酪由于含有多余的食品添加剂,所以最好选择卡芒贝尔干酪、切达干酪等天然干酪。稀奶油干酪的营养价值很低,我并不推荐。

说到添加物,超市里卖的那些腌菜因为含有大量染色剂和防腐剂,所以最好不要购买食用。

你有这样的烦恼吗?

虽然不讨厌纳豆,但更喜欢吃饭!

不要在饭上浇纳豆汁

虽然纳豆是蛋白质丰富的发酵食品,但纳豆汁则另当别论。大家在吃饭的时候有在米饭上浇纳豆汁的习惯吗?

纳豆汁之中含有砂糖、果葡糖浆等加工食品经常使用的甜味剂。

尽管纳豆汁本身很少,其中的这些添加

含有 3 倍蛋白质的希腊酸奶

很多人都知道酸奶是发酵食品，但却不知道酸奶之中含有丰富的蛋白质吧。

在酸奶之中，我最推荐的就是希腊酸奶。曾经有一段时期希腊酸奶非常流行，所以大家可能都听说过。

希腊酸奶因为去除了酸奶中的水分，所以营养元素的含量更高，蛋白质含量更是普通酸奶的 3 倍。

市面上销售的一盒希腊酸奶（大约 100 克）含有大约 10 克的蛋白质。而一片手掌大小（大约 100 克）的肉类之中含有大约 20 克的蛋白质。也就是说，吃一盒希腊酸奶获得的蛋白质相当于吃 50 克肉类。

早餐时和感到饥饿时，希腊酸奶都是最佳的选择。当然在

成分也不会导致血糖值上升，但这些甜味剂有增进食欲的效果，在米饭上浇纳豆汁，会使人在不知不觉中吃更多的饭。

我在做饭的时候不用一切含有砂糖的调味料，就是为了控制自己的食欲，防止不小心吃多。因此，我在吃纳豆的时候一般都是蘸酱油，而不用搭配的纳豆汁。

选购希腊酸奶时一定要注意检查配料表，选择没有砂糖和调味料的天然酸奶。

最近超市里有许多种类的希腊酸奶销售，大家很容易就能买得到。

有氧运动与无氧运动
哪一个更好？

首先，我来给大家说明一下有氧运动和无氧运动之间的区别。

无氧运动指的是肌肉锻炼和短跑等需在 30~40 秒时间内全力以赴进行的运动。主要消耗糖分作为能量源。比如进行三组肌肉锻炼，做到第四组的时候"完全做不动了"，这就属于无氧运动。

我在健身房里经常看到有人在器械区用很轻的重量进行肌肉锻炼，但这种机械性的重复动作，增肌的效果很差，也无法促进激素分泌。虽然做的是肌肉锻炼的动作，实际上却属于有氧运动的范畴。

有氧运动指的是快步走、慢跑、游泳、健身操等，一边充分呼吸氧气一边同时消耗脂肪和糖分的运动。比如通过跑步消耗掉 200 千卡的热量，那么其中有 100 千卡来自脂肪，另外 100 千卡来自糖分。如果在进行有氧运动的时候感觉上气不接下气，那么就进入了无氧运动的阶段，糖代谢的比例会相应地增加。

从代谢效率、增加肌肉、节省时间的角度来考虑的话，我推荐进行无氧运动。但做无氧运动必须采用正确的方法才能取得理想的效果。这一点请务必注意。

第三章

常见的减肥误区

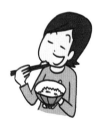

想减肥先吃蔬菜

首先请大家回答一个问题。

午餐有两个选择，一个是"200千卡的蔬菜沙拉"，另一个是"1000千卡的牛排"，你会选哪一个呢？

我肯定毫不犹豫地选择牛排。因为与蔬菜沙拉相比，牛排含有更多人体必需的营养元素。

对我来说，在已经充分摄取了代谢所需的蛋白质和脂肪等营养元素之后，如果感觉还没吃饱或者想换换口味时，才会选择吃蔬菜。

前几年，"饮食顺序减肥法"[1]非常流行，很多人在吃饭的时候都"先从蔬菜吃起"。

"饮食顺序减肥法"的好处在于，通过先吃富含膳食纤维的

---

[1] 饮食顺序减肥法：按照膳食纤维（蔬菜、海藻、提高膳食纤维效果的发酵食品等）→蛋白质→碳水化合物（糖分）的顺序进食的减肥方法。据说有防止血糖值迅速升高和过量摄取碳水化合物的功效。

蔬菜，可以降低之后吃下去的碳水化合物等糖分被人体吸收的速度,防止血糖值迅速上升。但膳食纤维也会阻碍矿物质和脂肪（胆固醇）的吸收，这些都是提高代谢必不可少的营养元素，所以先吃蔬菜的方法可以说是有利有弊。

此外，很多人为了消除便秘而选择多吃蔬菜，但实际上叶类

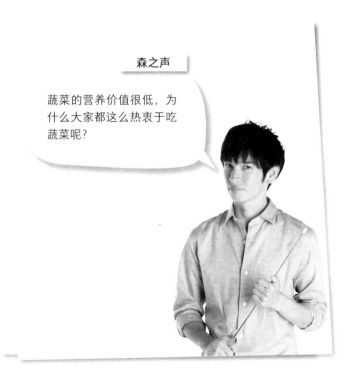

森之声

蔬菜的营养价值很低，为什么大家都这么热衷于吃蔬菜呢？

蔬菜之中含有大量的非水溶性膳食纤维 [1]，如果过量摄取的话反而会加重便秘。

先吃蔬菜最大的坏处在于，如果用蔬菜沙拉和蔬菜汤填饱了肚子，就没有办法摄取足够的有助于提高代谢的肉和鱼。

蔬菜虽然富含维生素、矿物质等代谢必不可少的营养元素，但这些营养元素在鱼、肉、蛋等富含动物蛋白的食物之中也同样存在，所以完全没必要先从蔬菜吃起。

牛和马等草食动物一年到头都在不停地吃草，因为草（蔬菜）之中营养元素含量很少。

尽管蔬菜确实卡路里含量很低，但低卡路里并不意味着有助于减肥。

---

[1] 非水溶性膳食纤维在胃和肠道中吸收水分后会发生膨胀，具有刺激肠道促进排便的效果，但过量摄取反而会使粪便变硬，增加腹部的坠胀感。主要存在于蔬菜、谷类、豆类等食品中。

人工甜味剂会使人变胖

　　健怡可乐、运动饮料等碳酸饮料以及市面上销售的点心、果冻、无油沙拉酱等加工食品之中经常使用人工甜味剂[1]。

　　人工甜味剂经常被宣传的一点就是，具有与砂糖相同的甜味，但卡路里含量为零或几乎为零。而且人工甜味剂还不会导致血糖值升高。

　　或许有很多人认为"没有卡路里就不会使人变胖"而放心大胆地食用这些添加了人工甜味剂的食品吧。

　　有的人可能因为某些原因"必须在 1 个月之内减肥〇[2]千克"，但却无法战胜自己"想吃甜食"的欲望，于是就选择含有人工甜味剂的食品来"渡过难关"。

---

[1] 人工甜味剂：具有甜味，能够替代砂糖使用的合成食品添加剂。比较常见的有阿斯巴甜、安赛蜜等。因为比砂糖的成本更低，所以经常被用来制作加工食品。

[2] 日语原文中，"〇"代表不确定的数字。

但这种方法只不过是将精制糖和蜂蜜等天然甜味剂[1]替换成了人工甜味剂而已，对于"味觉矫正"没有任何的帮助。

"总是想吃甜食和果汁，不吃甜的东西就难以忍受"。

患有糖瘾的人，因为从小就一直过量摄取砂糖等刺激性的食物，所以完全丧失了正常的味觉和食欲控制能力。

这就像患有尼古丁依赖症的人无论如何都无法戒烟一样。

要想彻底摆脱糖瘾，必须在优先摄取身体必需的营养元素的同时，逐渐减少糖分的摄取量和次数，直到"不再无糖不欢"为止，这样才能恢复正常的味觉和食欲。

人工甜味剂绝对不是减肥的救世主，请大家务必牢记这一点。

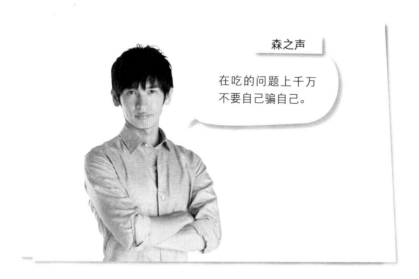

森之声

在吃的问题上千万不要自己骗自己。

---

[1] 天然甜味剂：砂糖（蔗糖等）、甜菊糖、蜂蜜、槭糖浆、果糖、麦芽糖等从天然植物和食品中提取出来的甜味成分经过精炼和浓缩制成的甜味剂。

减肥会使胸部变小吗？

"如果减肥的话，首先会从胸部开始变小。这应该怎么办呢？"

经常有人来问我这个问题。这似乎是所有进行减肥的女性都会面临的烦恼。

希望在获得苗条身材的同时保持胸围的心情我也十分理解。但减肥是将全身的脂肪全都减掉，所以胸围会随之减少也是没办法的事。不过，如果在减肥的过程中发现胸部出现明显的下垂，这说明限制卡路里的摄取量后导致了营养不足，体重下降的同时用来支撑胸部的肌肉也随之减少，所以导致胸部下垂。

为了避免出现这种情况，我建议大家在减肥时采用本书介绍的"提高代谢的饮食方法"，来保证营养元素的摄取量。

正如我反复强调的那样，要想在减肥的同时获得优美的体形，就必须积极摄取鱼、肉、蛋、豆类等富含蛋白质的食物，这样才能做到减脂不减肌。

"原本引以为傲的胸部消失了。"

有这种烦恼的人不但要积极摄取蛋白质，还要积极摄取有助于促进雌性激素分泌的胆固醇。这样一来，就很有可能重新获得傲人的双峰。鸡蛋之中含有丰富的胆固醇，请积极食用。

有的人可能想要通过加强肌肉锻炼的方法来保持胸围，但为了锻炼胸大肌而进行坐姿推胸和平板卧推时，必须注意使用正确的方法。

女性在做这些健身动作的时候很容易出现弓腰、驼背的情况，这种错误的动作会使肩部和腕部更加用力，起不到锻炼胸大肌的效果。所以在进行肌肉锻炼时最好先掌握正确的姿势和方法。

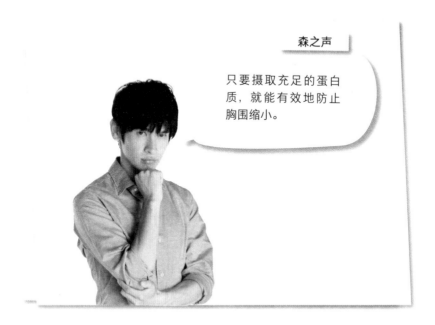

森之声

只要摄取充足的蛋白质，就能有效地防止胸围缩小。

自己在家做饭吃就不会胖吗？

与在外面吃饭相比，自己在家做饭吃更容易对食物种类进行控制，所以肥胖的风险相对更小。但还是有许多人对我抱怨说："我每天早晨、晚上都自己做饭，中午也吃自己做的便当，可是却一点也没有变瘦。""我们家每天都吃妈妈亲手做的饭，可是全家都变胖了。"

这究竟是为什么呢？其实这并不是因为自己在家做饭吃导致变胖，而是因为吃的食物不对所以才导致变胖。

每当我询问他们具体都吃了些什么时，得到的回答大多是："鱼和肉太贵了，我们家很少吃。""因为预算有限，为了让全家人都能吃饱，我们家主要以碳水化合物为主。"

事实上，这些嘴上说着"鱼和肉太贵了""预算有限"的人，在超市里买东西的时候却会买很多不健康的食物。

对于这样的人，不妨试着将这些不健康的食物全部戒掉，然后购买有助于提高代谢的鱼、肉、蛋等食品，再看看伙食费到底相差多少。

仔细对比之后或许你会发现，两者的恩格尔系数[1]并没有太大的差异，甚至后者可能更低一些。

只吃廉价又没营养的食物→无法满足身体所需，用碳水化合物来弥补。这就是最常见的导致肥胖的原因——营养不足、能量过多，即便是自己在家做饭吃也经常容易犯这个错误。所以千万不要认为"只要自己在家做饭吃就绝对不会胖"。

其实不管是自己在家做饭吃还是在外面吃，都应该优先选择对代谢有帮助的食品。

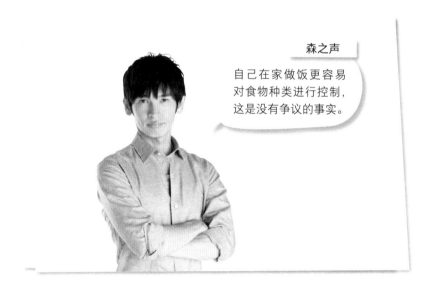

森之声

自己在家做饭更容易对食物种类进行控制，这是没有争议的事实。

---

[1] 恩格尔系数：伙食费在家庭全部支出中所占的比例。理想值为 30% 左右，是用来计算富裕程度的指数之一。

"吃完就睡容易变胖"是传言

吃完就睡会变成猪。

应该在睡觉前 3 小时吃完晚饭。

一直以来，这是绝大多数人都深信不疑的"常识"。

之所以会有这种说法，是因为脂肪细胞[1]最容易储存甘油三酯的时间是晚上 10 点开始，然后在凌晨 2~4 点的时候达到巅峰。所以如果在这个时间段血液中含有太多甘油三酯的话，就很容易变成体脂被身体储存下来。

在晚上 10 点之前将食物全部消化吸收，这确实是最理想的状态，但实际上只要不过量摄取糖分这个导致肥胖的元凶，就不必对吃饭的时间过于在意。

比如晚上吃了很多烤肉，但只要没有搭配吃大量的米饭，那么吃完之后直接睡觉也没关系。不必担心会变成猪。

---

[1] 脂肪细胞：进行脂肪合成、分解以及储存的细胞。脂肪细胞内存储的脂肪量增加就会导致人肥胖。

反之，因为营养不足导致代谢功能下降的人，如果下班时间太晚又怕吃饭太晚而变胖，于是不吃晚饭就睡觉，只会使代谢功能越来越差。

而因为害怕摄取卡路里，于是在回家的路上顺便在便利店里买低卡路里食品对付一口的做法也并不明智。

睡前吃东西并不会变胖，而不吃东西会影响代谢功能，使你难以瘦下来。看到这里，相信诸位读者已经知道应该作何选择了吧。

只要选择真正有利于代谢的食物，不容易变胖的食物，即便在深夜的时候吃也不会使人变胖。

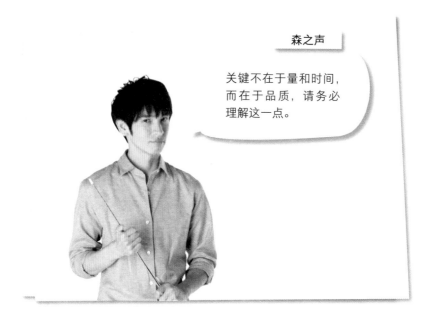

森之声

关键不在于量和时间，而在于品质，请务必理解这一点。

也就是说，睡前吃的东西，必须是"高蛋白、低糖分"的食物。

"工作忙了一天，晚上到家根本没时间做大鱼大肉。"对于这样的人，我推荐吃起来很方便的煮鸡蛋以及冰箱里常备的纳豆。鲐鱼罐头和鸡肉沙拉等食物也含有丰富的蛋白质，而容易变成赘肉的米饭、面类等糖分食物绝对不能吃。

不要因为陷入停滞期而放弃减肥

一直顺利降低的体重和体脂，在某一天忽然停下来再也不降低了。这个阶段被称为"停滞期"。如果在这个时候放弃了，就永远也无法成功减肥。

为什么减肥会出现停滞期呢？

因为我们的身体拥有"维持现状稳定"的能力。比如你通过合理的饮食来提高新陈代谢能力，迅速地减少了体脂，你的身体就会认为"这样继续瘦下去恐怕会有危险"，于是开始维持当前的状态。

但如果你在这个时候因为努力减肥却看不到成果而放弃的话，之前付出的所有努力都会白费。

如果发现体重和脂肪减少的速度放缓或者停滞了，不妨试试给身体增加"全新的刺激"。

比如之前为了控糖，通过"早晨中午吃米饭，晚上不吃"的方法成功地减重 3 千克，但随后体重就不再发生变化，那么就试着将中午的米饭也去掉。

如果你觉得"中午没有米饭的感觉吃不饱",那就只吃半碗米饭。这样就可以给已经适应了"晚上不吃米饭"的身体施加全新的刺激。

大家在尝试本书介绍的饮食方法时,遇到停滞期之后也请至少再坚持 3 个月。因为人体内的绝大多数细胞会以 3 个月为一周期进行更替。

还有一点需要注意,那就是刚开始采取"高蛋白质、低糖分"的饮食方法时,绝大多数人的体重都会在 2 周之内迅速地降低

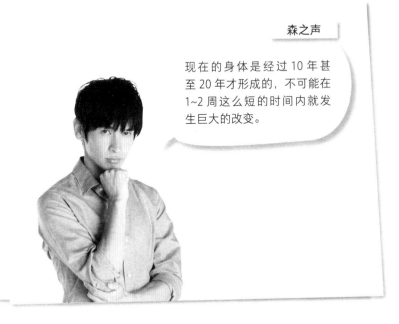

森之声

现在的身体是经过 10 年甚至 20 年才形成的,不可能在 1~2 周这么短的时间内就发生巨大的改变。

2~3 千克，但不要因此而得意忘形。因为这个时期减掉的只是之前由过量摄取的糖分和体内的水分结合在一起形成的"浮肿"。虽然从表面上看体重确实减轻了，但距离减掉脂肪还有很长的路要走。

不要过于在意一时的体重变化

　　每天早晨和晚上都要站在体重计上称量体重，如果发现瘦了就喜形于色，发现胖了就垂头丧气……这种行为其实是毫无意义的。

　　在上一节中我提到，刚开始采取森拓郎式提高代谢的饮食方法时，绝大多数人的体重都会在 2 周之内迅速地降低 2~3 千克，但如果是之前严重缺乏蛋白质的人，在摄取了大量的鱼、肉、蛋之后，可能体重反而会出现增加。

　　事实上，即便在一天之中出现 1~2 千克的体重增减都属于很正常的现象。

　　或许会有人说："我按照森先生建议的方法改变了自己的饮食习惯，可是体重为什么不但没有减轻还增加了？"这完全是正常的情况，没有必要担心。大家只要搞清楚一件事。肥胖并不等于体重增加，而是体脂过度堆积的状态。所以我们应该关注的不是体重，而是体脂的数值。

本书介绍的提高新陈代谢能力的饮食方法，就是以"高蛋白质、低糖分"的食品来增加肌肉，减少多余的体脂为目标。

体重暂时出现增加，正是"身体成分[1]发生变化"的信号。所以不必对此感到焦虑，反而应该高兴，这说明你的身体正在为提高代谢做准备。

人体内细胞新陈代谢的周期是 3 个月。所以只要坚持正确的饮食方法，就能减掉多余的体脂和内脏脂肪，体重也会逐渐下降。

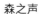

森之声

即便同样都重 60 千克，但体脂率 28% 的人和体脂率 18% 的人，在外表看上去会有 7~8 千克的体重差距。

---

[1] 身体成分：体脂、肌肉、骨骼、水分等人体的组成成分。如果身体成分失去平衡，就会导致肥胖、慢性病以及体能下降。

而且摄取充足的营养元素，能够有效地改变体内的环境，会使身体状态变得越来越好。

尽管我也理解大家希望"短时间内瘦下来"的心情，但提高代谢并不是一朝一夕就能实现的，请做好打持久战的心理准备。

如果对几百克的体重增减都十分敏感的人，我建议不要经常称体重，或者直接把体重秤扔掉。

减肥的方式并非只有运动

我曾经在某个大型健身俱乐部担任健身教练。

说起健身俱乐部，可能大家会认为里面都是喜欢运动的健身爱好者吧。但实际上其中还有很多并不喜欢运动，但为了减肥而被迫前来运动的人。

我和他们聊天时，对方都会苦笑着说："其实我很不擅长运动，对健身一点也感觉不到乐趣。"其实我很想对他们说："既然这么勉强就不用来了……毕竟与运动减肥相比，改变饮食习惯更简单。"

因为他们肥胖的根本原因并不是缺乏运动，而是长年错误的饮食习惯导致能量摄取过多。

运动能够增加肌肉，增强腰腿部的能力，多运动确实有很多的好处。但如果运动的目的是减肥，却不改正错误的饮食习惯，那恐怕无法取得理想的效果。

为了消耗卡路里而跑步[1]一个小时，消耗的卡路里只有 400 千卡。但只要改掉错误的饮食习惯，少吃一个菠萝包，就可以避免摄入 500 千卡的热量。显然后者的方法更有效率。

本来运动的目的就不是减肥，而是"获得健康的身体和优美的身形"。

通过运动掌握正确的活动方法，就可以大幅减少将来身体出现疼痛的风险。此外，要想让下垂的臀部重新提起来，也只有靠运动才能做到。

喜欢运动的人可以将运动当成舒缓身心、转换心情的一种方式，而以减肥为目的的运动则完全没有必要。

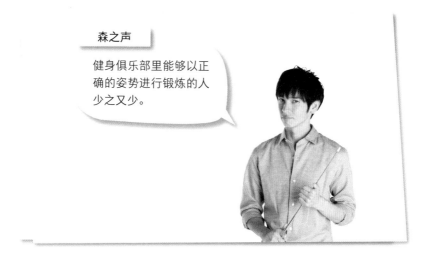

森之声

健身俱乐部里能够以正确的姿势进行锻炼的人少之又少。

---

[1] 健身俱乐部里最受欢迎的器械就是跑步机。绝大多数的健身俱乐部都规定每人每次只能使用跑步机 30 分钟。

"扭腰和卷腹就能瘦"是一种误解

说起减肥的运动，最著名的当属"扭腰运动[1]"。

"森先生，我只要坚持做扭腰运动就能瘦腰吗？"

经常有人问我这样的问题，而我的回答是：就算做 300 次扭腰运动也不会瘦腰。

请大家不要误会，我并不是说扭腰运动没有任何意义，扭腰运动本身对锻炼身体来说还是很有好处的，但对瘦腰的作用则微乎其微。

扭腰运动不仅不能瘦腰，还可能增强腹外斜肌，使腰变得更粗。同理，卷腹运动也是一样。

现在还有很多人认为"只要坚持做卷腹运动，练出 6 块腹肌就能瘦下来"。但我身为健身教练可以明确地告诉大家，卷腹和扭腰一样，不管做多少次都不会使肚子变瘦。

---

[1] 扭腰运动：左右扭动腰部，锻炼位于肋部的腹外斜肌的运动。

如果在积蓄了大量脂肪的腹部周围练出肌肉，确实会使腹部变得更紧实，但这并不意味着腹部的赘肉消失了。

你的身体之所以肥胖，是因为吃了多余的食物，所以这些食物变成了赘肉。

那为什么不从根本上解决问题，改变错误的饮食习惯，而是去做什么扭腰和卷腹呢？

在这种毫无逻辑的行为背后，肯定有"实在不想放弃那些自己喜欢吃的东西，不愿意改变现在的饮食习惯，所以只好通过运动来减肥了"的想法作祟吧。

事实上，只要不改变饮食习惯，不管做多少运动都是徒劳的。

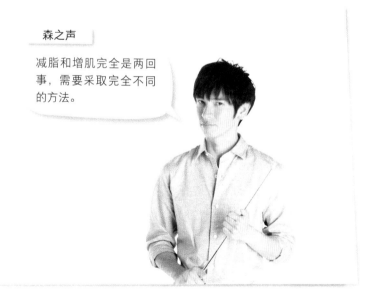

森之声

减脂和增肌完全是两回事，需要采取完全不同的方法。

"运动＋限制饮食"是错误的组合

最近又出现了跑步的热潮。我也总是能在街上看到明显营养不足的人在气喘吁吁地跑步减肥，不由得感到有些担心。

在为数众多的减肥方法之中，选择"运动＋限制饮食"这个组合的人一定具有非凡的勇气吧。他们对"消耗的卡路里大于摄取的卡路里就能减肥"这个流传已久的减肥理念深信不疑，但我希望本书的读者千万不要这样做。

那么，为什么不能将运动和限制饮食同时进行呢？

首先，运动是消耗能量，同时也会对肌肉造成损伤[1]的行为，因此运动不但会消耗卡路里，还会消耗其他营养元素。为了修复被运动损伤的肌肉，需要消耗包括蛋白质在内的各种营养元素。

本来运动的目的是为了增加肌肉，但如果不摄取足够的营养，人体就无法产生肌肉。不仅如此，原有的肌肉还会逐渐分解……

---

[1] 运动会给肌肉增加沉重的负担，肌肉纤维反复收缩就会出现损伤。增肌就是使肌肉纤维变得更粗并增加数量来应对这种负担。

这就是运动＋限制饮食的组合对我们的身体所造成的伤害。

越运动肌肉越少，这种结果恐怕是让人始料不及的吧。

希望通过运动来减肥的话，必须摄取更多的蛋白质、脂肪、维生素以及矿物质，来修复受损的肌肉和增加肌肉，这一点请务必牢记。

除了产生肌肉之外，蛋白质还是皮肤、头发、骨骼、内脏、血液等人体许多器官的重要组成要素。所以在开始运动增加肌肉之后，人体很容易出现蛋白质缺乏的情况，如果不及时补充蛋白

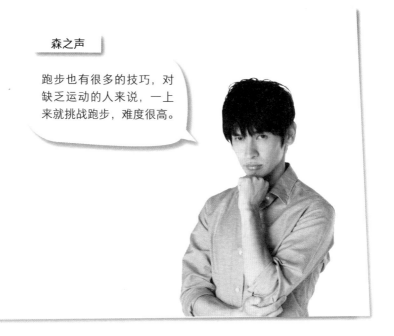

森之声

跑步也有很多的技巧，对缺乏运动的人来说，一上来就挑战跑步，难度很高。

质，就会导致肌肤失去光泽，头发干燥，女性甚至会出现月经不调[1]……

减肥应该以健康的饮食为基础，如果希望同时辅以运动的话，必须采用科学的方法。

---

[1] 体重迅速减轻时出现的情况，但实际并不是因为体重减轻引起的，真正的原因是营养不足。

专栏③

瑜伽、普拉提与健身操的功效

　　瑜伽和普拉提因为能够使身材变得更加优美，所以深受女性的喜爱。在健身俱乐部里，这两个也是能够稳定拉拢到顾客的健身项目。

　　起源于印度的瑜伽不但能够锻炼身体，还具有增强精神力的效果。

　　普拉提最早是一种运动疗法，通过改善人体的动作来修复受损的身体部位以及使体形变得更加优美。但从减肥和提高代谢的角度来说，这两种运动的运动量都不足以充分地燃烧体脂。

　　看起来很有助于减肥的高温瑜伽和力量瑜伽也一样，实际消耗的卡路里非常少。跑步1个小时只能消耗400千卡的热量，而同样时间的瑜伽则比这还要少得多。

　　虽然瑜伽和普拉提在能量消耗上并不突出，但因为这两种运动可以使人掌握正确的动作方法，因此具有健美身形、紧致身体的效果。

　　如果是想要拥有优美的身材，而且对瑜伽和普拉提很感兴趣的人，请继续坚持下去吧。

第四章

改变错误的饮食习惯

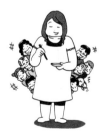

案例 **1** 注意饮食并坚持运动依然瘦不下来

——梅田晴子女士（化名，41岁）

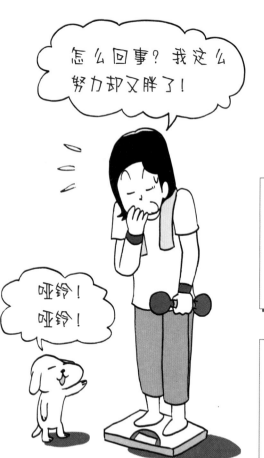

现在

身高：163 厘米
体重：58 千克
体脂率：30%
脂肪量：17.4 千克
LBM（瘦体重）：40.6 千克
BMI（体质指数）：21.83

目标

身高：163 厘米
体重：54 千克
体脂率：24%
脂肪量：12.96 千克
LBM（瘦体重）：41.04 千克
BMI（体质指数）：20.32

一周食谱

	早餐	午餐	晚餐	间食
周一	猪肉、榨菜、焖卷心菜、煮鸡蛋2个、纳豆、清炖肉汤、蔬菜乱炖	便当（鲑鱼、蔬菜乱炖、菠菜、米饭、梅干）、味噌汤	饭团1个、速食汤	
周二	嫩煎猪肉、炒蔬菜、花茎甘蓝、纳豆、煮鸡蛋2个、清炖肉汤	冬阴功面条、泰式沙拉、土豆沙拉	饭团1个、速食汤	啤酒350毫升、日本酒3杯、鱿鱼丝、烤鳕鱼子
周三	咖喱粉烤鱼、炒小白菜、煎蛋卷、纳豆、裙带菜汤	便当（猪肉、播草、萝卜咸菜、米饭）、味噌汤	饭团1个、速食汤	
周四	花茎甘蓝、纳豆、煮鸡蛋、裙带菜汤	泰式打拋猪肉、汤、沙拉、木薯	啤酒1瓶、日本酒2杯（没有菜）	蛋白粉
周五	炒小白菜、肉炒芦笋、煎蛋卷		生鱼片、烤鱼、菠菜、肝串1根、啤酒2大瓶、日本酒3杯	
周六	饭团（梅）、西生菜沙拉、炸鸡（便利店）、绿茶		荞麦面150克、鸡蛋卷、萝卜泥、石鲈鱼生鱼片、啤酒50毫升、日本酒4杯	草莓、薄脆饼干3片、巧克力3块
周日	炒豆腐、凉拌小松菜、纳豆、煮鸡蛋2个	便当（猪肉、菠菜、干烧鹿角菜、米饭、梅干）、味噌汤	饭团1个、速食汤	薄脆饼干（为了吃药而吃的）

森拓郎的建议

如果坚持后没有效果，则请改变方法

改变 **1** 内脏的功能正常吗？

从梅田女士的饮食内容上来看，并不应该导致变胖。但实际上出现了变胖的结果，所以应该稍微改变一下方法。梅田女士每周有一半的时间在喝酒，而且大多是啤酒和日本酒，这两种酒都含有大量的糖分。过量摄取糖分会影响内脏的正常功能，导致代谢紊乱。可以试着戒酒 2 周看看效果。

改变 **2** 减少午餐便当中米饭的量

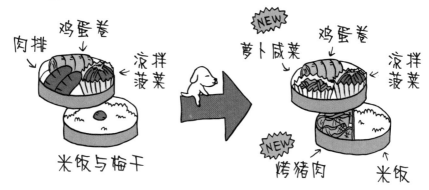

午餐吃自己做的便当确实是个好习惯，但便当中米饭太多的话就不好了。请检查一下便当里米饭的量是否达到了 200 克。如果想要减肥的话，一餐的碳水化合物最好不要超过 80 克。装米饭的盒子可以只装一半的米饭，另外一半用来装富含蛋白质的食物。米饭也最好换成杂粮米或糙米。

将晚餐的饭团换成煮鸡蛋

梅田女士每天晚上 6 点左右在办公室吃晚餐。吃的大多是便利店里购买的饭团和速食汤。这些食物之中除了含有大量的糖分之外，其他营养元素都很少。因此，应该将晚餐的饭团换成 2 个鸡蛋或豆腐等富含蛋白质的食物。奶酪也可以。这些食物没有强烈的气味，即便在办公室里吃也没关系。

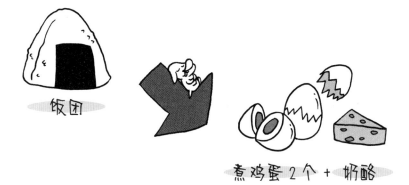

饭团

煮鸡蛋 2 个 + 奶酪

改变后：一周食谱

	早餐	午餐	晚餐	间食
周一	猪肉、榨菜、焖卷心菜、鸡蛋2个、纳豆、清炖肉汤、蔬菜乱炖	便当（鲑鱼、蔬菜乱炖、菠菜、米饭、梅干）、味噌汤	鸡蛋2个、速食汤	
周二	嫩煎猪肉、炒蔬菜、花茎甘蓝、纳豆、鸡蛋2个、清炖肉汤	冬阴功面条、泰式沙拉、土豆沙拉	鸡蛋2个、速食汤	啤酒350毫升、日本酒3杯、鱿鱼丝、烤鳕鱼子
周三	咖喱粉烤鱼、炒小白菜、煎蛋卷、纳豆、裙带菜汤	便当（猪肉、播草、萝卜咸菜、米饭）、味噌汤	鸡蛋2个、速食汤	
周四	花茎甘蓝、纳豆、鸡蛋、裙带菜汤	泰式打抛猪肉、汤、沙拉、木薯	鸡蛋2个、速食汤、日本酒2杯	蛋白粉
周五	炒小白菜、肉炒芦笋、煎蛋卷		生鱼片、烤鱼、菠菜、肝串1根、日本酒3杯	
周六	饭团（梅）、西生菜沙拉、炸鸡（便利店）、绿茶		荞麦面150克、鸡蛋卷、萝卜泥、石鲈鱼生鱼片、啤酒50毫升	草莓、薄脆饼干3片、巧克力3块
周日	炒豆腐、凉拌小松菜、纳豆、鸡蛋2个	便当（猪肉、菠菜、干烧鹿角菜、米饭、梅干）、味噌汤	鸡蛋2个、速食汤	薄脆饼干（为了吃药而吃的）

自认为经常运动的人容易陷入的误区

以为只要坚持运动就万事大吉是完全错误的

很多人以为，只要坚持运动，那么不管怎么吃都没关系。"因为我经常运动，所以喝酒也没关系""因为我经常运动，所以吃甜食也没关系"。但这种想法是完全错误的。

我再强调一遍，运动消耗的卡路里是非常有限的。虽然运动确实有助于塑造优美的身形，预防运动器官综合征 [1]，但不能因为运动就不注意健康的饮食习惯。毕竟我们身体的基础来自饮食而非运动。请务必牢记这一点。

梅田女士因为错误的饮食习惯导致体内的代谢功能出现紊乱，同时又持续进行高强度的运动，这样并不能取得理想的减肥效果。

---

[1] 运动器官综合征："运动器官"出现问题的情况。运动器官包括肌肉、骨骼、关节、腰椎间盘等。如果这些运动器官出现问题，严重的会导致人体失去自理能力。适当地进行体育运动锻炼和正确的饮食习惯，能够在一定程度上防止症状出现。这是日本整形外科协会在 2007 年提出的概念。

为什么减肥没有效果

梅田女士最应该考虑的问题是，为什么明明饮食方面没什么问题，却完全看不到减肥的效果？现在她需要做的不是继续增加运动量，而是想办法让运动能够真正地取得效果。

我给梅田女士的建议是，先从调整体内环境开始。尽量多摄取以希腊酸奶为代表的发酵食品或许是最有效的方法。

或者，将充分摄取食物来帮助增肌的时期和控制饮食清除体内废弃物的时期分隔开，也是个不错的办法。断食疗法[1] 就是利用了这种原理。刚开始断食的时候，可能会比较难以忍受，但只要坚持下去，难受的感觉就会逐渐得到缓解。不过，断食疗法必须严格遵循正确的方法，请在专业人士的指导下进行。

---

[1] 断食疗法：断食不等于绝食。如果是为了美容和减肥，可以不吃固体食物而摄取一些液体酶。断食不但可以清除内脏之中的有害物质，还具有安稳心神的作用。

案例 **2** 看似健康的蔬菜汁却含有大量糖分

—— 小峰隆志先生（化名，48 岁）

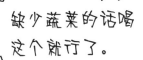

缺少蔬菜的话喝这个就行了。

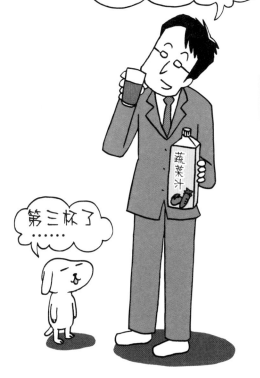

第三杯了……

现在
身高：177 厘米
体重：64 千克
体脂率：16%
脂肪量：10.24 千克
LBM（瘦体重）：53.76 千克
BMI（体质指数）：20.43

目标
身高：177 厘米
体重：66 千克
体脂率：14%
脂肪量：9.24 千克
LBM（瘦体重）：56.76 千克
BMI（体质指数）：21.07

一周食谱

	早餐	午餐	晚餐	间食
周一	火腿蛋、花茎甘蓝、面包1片、果汁	便当（炸藕盒、红烧鸡腿、萝卜丝炒鸡蛋、裙带菜煮毛豆、凉拌豆芽、米饭）、味噌汤	韭菜炒猪肝、豆腐、可乐	饭团
周二	香肠、松饼、油炸土豆饼、橘子汁	咖喱猪排、沙拉、味噌汤	中餐馆的套餐（3个小菜、炒菜、炸鸡、点心、麻婆豆腐、酸辣汤、辣子鸡丁、虾炒饭、辣炒虾、咕咾肉、当日甜点、生啤4杯、加冰威士忌3杯）	
周三	火腿蛋、通心粉沙拉、面包1片、混合果蔬汁	便当（猪肉味天妇罗、炒鸡蛋、烤鲐鱼、炖鹿角菜、茄子炒青椒、培根土豆片、米饭）、味噌汤	炒豆腐、通心粉沙拉、蛋白粉	蔬菜汁
周四	火腿蛋、花茎甘蓝、面包1片、混合果蔬汁	便当(猪肉辣炒豆腐、鸡排、鱿鱼卷、魔芋、秋葵、烧麦、榨菜、炒卷心菜、西红柿焗饭）、味噌汤	大碗荞麦面、沙拉、罐装啤酒350毫升、罐装烧酒350毫升	蔬菜汁、曲奇
周五	火腿蛋包饭、花茎甘蓝、面包1片、混合果蔬汁	果冻饮料	生鱼片、烤鱼、煮鸡心、菠菜、鸡肝串、啤酒2大瓶、日本酒4杯	
周六	饭团、纳豆卷、蔬菜汁	便利店便当（烤鲑鱼、煎蛋、炸鸡、米饭）、饭团	生啤7杯、小菜	
周日	生鸡蛋、味噌汤、炖牛肉、米饭	方便面、速食蔬菜沙拉、饭团	纳豆、豆腐	饭团

森拓郎
的建议

饮料比食物更需要注意

改变 **1** 把早餐的果蔬汁换成豆浆

　　小峰先生因为工作繁忙，经常没有时间认真地准备饭菜。他本人也意识到了这一点，为了补充营养而积极地喝蔬菜汁。但这种做法是完全错误的。

　　因为喝蔬菜汁完全无法取代吃蔬菜的效果。当蔬菜被做成蔬菜汁之后，蔬菜之中原本含有的活性酶全部失去活性，膳食纤维和维生素也都遭到了破坏。不仅如此，果蔬汁里还被添加了许多果葡糖浆和海藻糖等对人体有害的糖分。

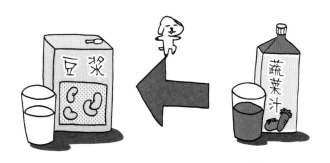

如果实在想喝饮料的话，最好喝无添加的豆浆饮品。无添加的豆浆不含对人体有害的糖分，还能补充蛋白质，可以说是一举两得。如果日常有坚持运动的习惯，那么更应该积极地补充蛋白质。

 ## 将鸡蛋从1个增加到3个

我认为每天早晨吃鸡蛋是很好的习惯，但只吃 1 个有点太少了。在做蛋包饭和煎鸡蛋的时候，请使用 3 个鸡蛋。

此外，尽量不要吃面包，多吃鱼、肉等动物蛋白，或者纳豆、豆腐等植物蛋白。

中午在公司里吃便当虽然能够保证营养均衡，但最好将一半

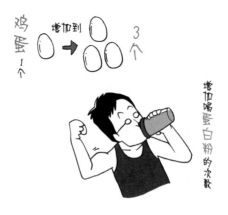

分量的米饭换成富含蛋白质的食物。便利店里就能买到的鸡肉沙拉和鲉鱼罐头都是不错的选择。

　　另外，晚上小峰先生好像偶尔喝蛋白粉，但一周只有一次的话频率太低了。考虑到小峰先生的运动量和工作内容，即便每天都喝蛋白粉也没关系。总之增加食物摄取量可以使身体变得更加强壮。

改变后：一周食谱

	早餐	午餐	晚餐	间食
周一	火腿蛋（鸡蛋3个）、花茎甘蓝、面包1片、豆浆	便当（炸藕盒、红烧鸡腿、萝卜丝炒鸡蛋、裙带菜煮毛豆、凉拌豆芽、米饭 0.5 碗、鸡肉沙拉 0.5 碗）、味噌汤	韭菜炒猪肝、豆腐、可乐、蛋白粉	饭团
周二	香肠、松饼、油炸土豆饼、豆浆	咖喱猪排、沙拉、味噌汤	中餐馆的套餐（3个小菜、炒菜、炸鸡、点心、麻婆豆腐、酸辣汤、辣子鸡丁、虾炒饭、辣炒虾、咕咾肉、当日甜点、生啤 4 杯、加冰威士忌 3 杯）、蛋白粉	
周三	火腿蛋（鸡蛋3个）、通心粉沙拉、鲐鱼、豆浆	便当（猪肉味天妇罗、炒鸡蛋、烤鲐鱼、炖鹿角菜、茄子炒青椒、培根土豆片、米饭）、味噌汤	炒豆腐、通心粉沙拉、蛋白粉	蔬菜汁
周四	火腿蛋（鸡蛋3个）、花茎甘蓝、豆腐、豆浆	便当(猪肉辣炒豆腐、鸡排、鱿鱼卷、魔芋秋葵、烧麦、榨菜、炒卷心菜、西红柿焗饭）、味噌汤	大碗荞麦面、沙拉、罐装啤酒 350 毫升、罐装烧酒 350 毫升、蛋白粉	蔬菜汁、曲奇
周五	火腿蛋（鸡蛋3个）包饭、花茎甘蓝、鸡胸肉、豆浆	果冻饮料	生鱼片、烤鱼、煮鸡心、菠菜、鸡肝串、啤酒2 大瓶、日本酒4 杯、蛋白粉	
周六	饭团、纳豆卷、豆浆	便利店便当（烤鲑鱼、煎蛋、炸鸡、米饭）、饭团 0.5 个、鲐鱼罐头 0.5 碗	生啤 7 杯、小菜、蛋白粉	
周日	生鸡蛋、味噌汤、炖牛肉、米饭	方便面、速食蔬菜沙拉、饭团 0.5 个、鸡肉沙拉 0.5 碗	纳豆、豆腐、蛋白粉	饭团

具有改变的意愿，只需稍微调整一下方法

用正确的方法来选择食物

小峰先生按照自己的判断来选择食物以及进行运动，但遗憾的是，有些他认为正确的方法实际上却并不正确。尤其是他可能因为需要应酬，所以晚上喝酒[1]的次数和数量都比较多。

不过，就算每周有一天喝7杯啤酒，只要其他时间都能保证正确的健康饮食，那也没什么问题。我给大家提供的"健康饮食"建议，只要大家能够在一周之内做到60%就算合格了。所以在这里我能够给小峰先生提供的建议就是，在不喝酒的时候，尽量用正确的方法来选择食物。

从小峰先生的目标来看，他希望增加体重和肌肉量（瘦体重），减少脂肪。但这个目标看起来有些不太现实。因为他需要

---

[1] 饮酒要适量，但喜欢喝酒的人往往很难控制住自己。如果害怕变胖，可以喝糖分较少的蒸馏酒，也就是威士忌和烧酒之类。要是喜欢喝日本酒、啤酒、红酒的话，最好减少米饭的摄取量。

再增加 4 千克的肌肉才能达到目标，即便进行非常高强度的肌肉训练也很难做到这一点。我给出的建议是，体重保持不变或者降低 1~2 千克，减少体脂。在这种情况下，即便适当地增加糖分（米饭）的摄取量也没关系。

用正确的方法来选择食物

小峰先生根据我的建议重新调整了饮食结构，在一个月的时间里成功减轻了 2 千克的体重。他不再喝蔬菜汁和混合果蔬汁，改为喝无添加豆浆 [1]。同时他还减少了便当里米饭的分量，将剩余的米饭做成饭团，在每次运动之前食用。这样的饮食方法，即便体重降低也不会出现肌肉萎缩的情况。接下来小峰先生可以根据自己的身体情况，将高蛋白质的饮食方法固定下来。

只要身体没有不适的感觉，继续像现在这样喝酒也没关系。

---

[1] 普通的豆浆饮料里都添加了砂糖和调味剂，喝起来味道和口感更好。但喝这种豆浆就跟喝蔬菜汁没什么两样了。所以最好喝无添加的豆浆，在摄取蛋白质的同时，减少糖分的摄取。

案例3 成员多的大家庭应该这样吃

—— 中野樱女士（化名，28 岁）

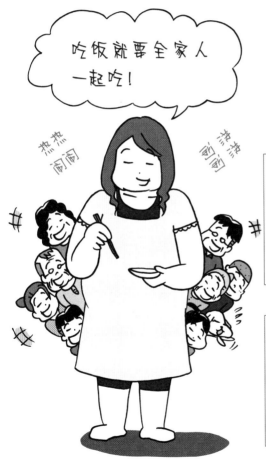

现在

身高：158 厘米
体重：68 千克
体脂率：38%
脂肪量：25.84 千克
LBM（瘦体重）：42.16 千克
BMI（体质指数）：27.24

目标

身高：158 厘米
体重：58 千克
体脂率：24%
脂肪量：13.92 千克
LBM（瘦体重）：44.08 千克
BMI（体质指数）：23.23

一周食谱

	早餐	午餐	晚餐
周一	面包1片、牛奶黄油炒鸡蛋、沙拉（西红柿、黄瓜、西生菜）、酸奶	炒面、红烧沙丁鱼	舞茸炒饭、乱炖（胡萝卜、芋头、魔芋）、蚕豆、啤酒350毫升、白葡萄酒5杯
周二	纳豆米饭、酸奶、咖啡	舞茸炒饭、乱炖（胡萝卜、芋头、魔芋）	咖喱饭、沙拉
周三	咖喱饭、酸奶、咖啡	清炖肉汤、土豆沙拉	牛肉盖饭、凉拌鱿鱼、裙带菜味噌汤、啤酒350毫升、白葡萄酒5杯
周四	面包1片、荷包蛋、沙拉（西生菜、西红柿）、酸奶、咖啡	天妇罗荞麦面	笋、胡萝卜、青椒、猪肉、杏鲍菇、粉丝牡蛎汤、生鱼片、蒸南瓜、啤酒350毫升
周五	笋、胡萝卜、青椒、猪肉、杏鲍菇、粉丝牡蛎汤、蒸南瓜、酸奶、咖啡	寿司、高汤	炸肉饼、鱼肉沙拉、洋葱菠菜奶油饼、红葡萄酒3杯
周六	牛角面包、酸奶、橙汁、蔬菜汁	米饭、竹荚鱼干、腌菜、裙带菜味噌汤	冷面、烧麦2个、啤酒350毫升、白葡萄酒750毫升
周日	米饭、生鸡蛋、烧麦1个、红烧沙丁鱼、酸奶、咖啡	面条、天妇罗	味噌鲐鱼、油炸豆腐炖蘑菇萝卜泥、玉米、炒鸡蛋、啤酒350毫升

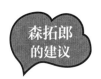

**森拓郎
的建议** ## 从生活的基本方面开始改善

 ## 改变1 每餐给自己限量

中野女士以在自己家里吃饭为主，基本都是母亲亲手做的饭。从饮食结构上来看是典型的家常菜，乍看起来没什么问题。但仔细分析就会发现，其中具有糖分过多、蛋白质太少，无法确定食物摄取量等问题。

经过询问得知，中野女士的家庭成员众多，她、父母以及爷爷奶奶住在一起，还有一个姐姐和一个妹妹。她们全家一起吃饭的时候，母亲会将菜装在一个大盘子里，每个人自己盛。

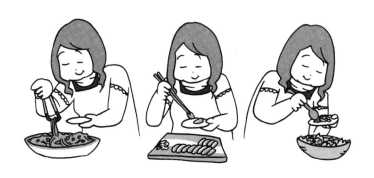

这种分餐方法的缺点是，难以准确地把握自己吃了多少食物。极端来说，很有可能一大盘菜里面有 70% 都被中野女士吃掉了。所以中野女士需要每餐给自己限量。

运动之前先做按摩

中野女士虽然定期来健身俱乐部做运动，但却一直没能瘦下来。这是因为中野女士体内的脂肪与浮肿结合到一起，变成了难

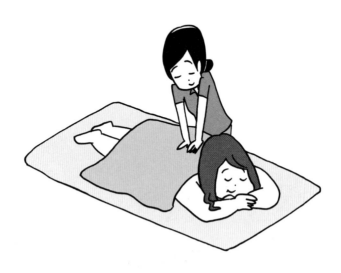

以去除的皮下脂肪团块 [1]。

　　一旦脂肪变成团块，仅凭运动很难使其消失。因为脂肪团块中的脂肪被纤维化的胶原蛋白连接在一起，难以分解。解决的办法是在运动之前先做按摩，如果每周去 3 次健身房的话，我建议其中一次进行全身按摩。按摩可以使脂肪变得更加柔软，提高运动减脂的效果。

---

[1] 脂肪团块：缺乏营养的胶原蛋白纤维化之后与膨胀的脂肪细胞连接在一起形成的团块。因为这部分的血液流通不畅，所以脂肪很难被分解，只能通过按摩先使其分散然后才能促进其分解。虽然有专业人士认为这并不属于一个医学术语，但近年来欧美似乎已经展开这方面的研究。

母亲做的饭使女儿越吃越胖

如果食物没有问题，那就控制一下食量

中野女士家开了一个小厂子，她在自己的家里上班，全家人一日三餐都吃母亲做的饭，因此中野女士很难改变自己的饮食结构。

事实上，我为了进行减肥指导而要求客户提供饮食记录[1]的时候，几乎所有的人都会在记录上作假。我并不是说中野女士也作了假，但在这种情况下，我必须尽可能地找出她没有提供的信息。

我的第一个关注点是中野女士的饭量。她是只吃一小碗米饭，还是每餐都吃一大碗，因为她没有写，所以我只能进行猜测。此外，当她从大盘子里盛菜的时候，是自己想吃多少就盛多少，还是事

---

[1] 因为饮食结构是非常私人的信息，所以很多人并不愿意将这些内容详细地提供给别人。但问题往往就隐藏在那些没有提供的信息之中。如果真的想要瘦下来，就必须对自己的饮食习惯进行彻底的调整。

先规定好盛多少分量了呢?

如果她事先规定好了菜的分量，那么需要改善的就是饭量。比如将每餐摄取的米饭控制在 80 克以下，不足的部分用 2 袋纳豆或者 2 个鸡蛋来弥补，这样可以更多地摄取蛋白质。

像中野女士这种情况，与运动相比更应该改变饮食。她的目标是减轻 10 千克的体重，这个目标只要多花一些时间是有可能达成的，但将体脂率减少 14% 就比较困难了，最好将目标值设定在 26% 左右。只要能够在半年之内将体重减轻 5~6 千克就算及格。

具体的做法包括早餐多摄取蛋白质，午餐减少碳水化合物的摄取量。另外，由于中野女士经常喝酒，所以体内肯定存在浮肿。

要想消除浮肿和脂肪团块，按摩比运动的效果更好。在改善饮食结构的同时坚持做按摩和运动，坚持一段时间之后一定能够取得成果。

中野女士说她的母亲年轻时候也减过肥，应该能够理解她想要减肥的心情，所以也会给她提供一些支持和帮助吧。

案例 4 带孩子的家庭主妇就是这样变胖的

—— 谷山千夏女士（化名，36 岁）

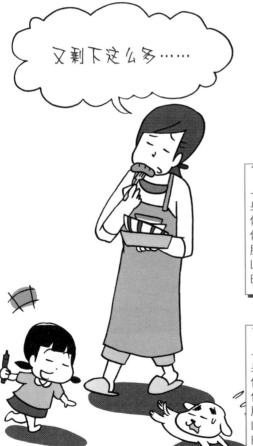

现在

身高：155 厘米
体重：53.9 千克
体脂率：30.5%
脂肪量：16.44 千克
LBM（瘦体重）：37.46 千克
BMI（体质指数）：22.43

目标

身高：155 厘米
体重：50 千克
体脂率：24%
脂肪量：12 千克
LBM（瘦体重）：38 千克
BMI（体质指数）：20.81

一周食谱

	早餐	午餐	晚餐	间食
周一	西瓜、面包、养乐多	朝鲜拌饭、裙带菜汤、蔬菜沙拉	白米饭、根菜汤、纳豆鸡蛋、炒豆腐、酱茄子、芦笋炒肉	午饭前在某咖啡店喝的冰咖啡
周二	糙米粥、荷包蛋、炒鸡蛋、维也纳咖啡2杯、西瓜、乳酸菌饮料、西生菜鸡蛋汤	鸡蛋叉烧饭团（便利店）	鹿角菜鲑鱼炒饭、猪肉豆芽汤	
周三	法式吐司、荷包蛋、维也纳咖啡、无糖酸奶（加苹果和亚麻籽油）	鹿角菜鲑鱼炒饭、小西红柿、西红柿汁（将前一天晚上吃剩的饭做成便当）	白米饭、裙带菜与土豆味噌汤、鹿角菜炸肉饼、冷豆腐、醋拌小松菜、纳豆	
周四	无	煮鸡蛋半个、海头红芝麻饭团2个	金枪鱼、鱿鱼、章鱼、三文鱼生鱼片、纳豆	黄油三明治3片
周五	无	龙田油炸鱼、蔬菜沙拉	烤肉（猪肉、牛肉、鸡肉、豆芽、洋葱、辣椒、虾、魔芋、胡萝卜）	
周六	面包1片、西生菜、烤鸡腿2个	炒面	鲣鱼肉松、烧麦、饺子、奶油奶酪法式面包4片	晚餐时喝500毫升啤酒
周日	面包卷、维也纳咖啡1杯、酸奶（加苹果和亚麻籽油）、牛奶	荞麦面（加生鸡蛋）	煎沙丁鱼4条、韭菜炒鸡蛋、浓味蔬菜炖肉、纳豆鸡蛋	葡萄酒1杯

森拓郎的建议 ## 养成摄取身体必需的营养物质的习惯

早餐与其说是吃饭更像是在吃零食

根据"孩子的要求"而制作出来的法式吐司，蘸了白砂糖和槭糖浆的餐包。用这些含糖量极高的食品作为早餐，与其说是吃饭更像是在吃零食。

为了补充维生素 C 而搭配的苹果实际上也含有大量的果糖。早餐吃酸奶的话请选择原味酸奶，如果是希腊酸奶的话就更好了。

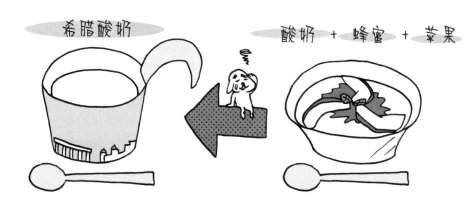

改变 **2** 去烤肉店就要吃烤肉！

从整体上来说，谷山女士的糖分摄取量太多而蛋白质摄取量严重不足。

比如第一天中午去烤肉店吃午饭，不应该点以碳水化合物为主的朝鲜拌饭，而应该点以动物蛋白为主的烤肉套餐。作为搭配的蔬菜沙拉本身没什么问题，但蔬菜之中几乎不含有蛋白质。

 ## 改变 **3** 鸡蛋叉烧饭团是导致代谢降低的肥胖食品

谷山女士为了"补充蛋白质"，在没有太多时间吃饭的时候都会买便利店的鸡蛋叉烧饭团来充饥。

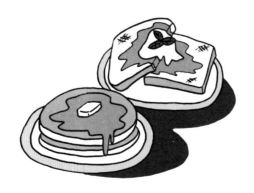

但肉和鸡蛋不仅含有蛋白质，还含有丰富的脂肪。而米饭与叉烧和鸡蛋的组合,正是"糖分 × 脂肪"这一增加体脂的黄金组合。饭团的配料如果是海带或鲑鱼就比较安全。

如果没有充足的时间坐下来吃饭，最好将饭团换成 2 个煮鸡蛋。

改变后：一周食谱

	早餐	午餐	晚餐	间食
周一	西瓜、面包、养乐多	烤肉套餐、裙带菜汤、蔬菜沙拉	白米饭、根菜汤、纳豆鸡蛋、炒豆腐、酱茄子、芦笋炒肉	午饭前在某咖啡店喝的冰咖啡
周二	糙米粥、荷包蛋、炒鸡蛋、维也纳咖啡2杯、西瓜、乳酸菌饮料、西生菜鸡蛋汤	鸡蛋叉烧饭团（海带或鲑鱼配料，便利店）、鸡蛋2个	鹿角菜鲑鱼炒饭、猪肉豆芽汤	
周三	面包1片、荷包蛋、维也纳咖啡、希腊酸奶	鹿角菜鲑鱼炒饭、小西红柿、西红柿汁（将前一天晚上吃剩的饭做成便当）	白米饭、裙带菜与土豆味噌汤、鹿角菜炸肉饼、冷豆腐、醋拌小松菜、纳豆	
周四	无	煮鸡蛋0.5个、海头红芝麻饭团2个（海带或鲑鱼配料）	金枪鱼、鱿鱼、章鱼、三文鱼生鱼片、纳豆	黄油三明治3片
周五	无	龙田油炸鱼、蔬菜沙拉	烤肉（猪肉、牛肉、鸡肉、豆芽、洋葱、辣椒、虾、魔芋、胡萝卜）	
周六	面包1片、西生菜、烤鸡腿2个	炒面	鲣鱼肉松、烧麦、饺子、奶油奶酪面包4片	晚餐时喝500毫升啤酒
周日	面包卷、维也纳咖啡1杯、希腊酸奶、牛奶	荞麦面（加生鸡蛋）	煎沙丁鱼4条、韭菜炒鸡蛋、浓味蔬菜炖肉、纳豆鸡蛋	葡萄酒1杯

隐性肥胖的人可以先增重再燃烧脂肪！

首先增加体重改变身体成分

从谷山女士的 BMI 数值来看，她属于典型的"隐性肥胖"[1]。

隐性肥胖指的是体重在正常范围内但体脂率偏高的情况。这种人肌肉比较少，手臂肌肉松弛，代谢能力差，容易出现浮肿。

隐性肥胖的人最需要注意的是不能只顾着减轻体重。因为在隐性肥胖的状态下继续减轻体重，会使本就不多的肌肉进一步减少，导致身体的新陈代谢能力更加恶化。

正确的做法应该是增加肌肉、减少体脂。为了实现这个目标，首先需要增加 2 千克左右的体重。

或许有人会说："我才不想增加体重。"但实际上想在降低体重的同时增加肌肉几乎是不可能做到的事情，所以要想增肌首先

---

[1] BMI（体质指数）是利用身高与体重计算出来的肥胖指数。分为瘦、标准、肥胖、隐性肥胖等几类。计算方法是"体重（kg）÷[身高（m）×身高（m）]"。BMI 在 18.5~25，体脂率在 25% 以上的人就属于隐性肥胖。

必须积极地摄取蛋白质和脂肪来增加体重。

这种"以毒攻毒"的方法能够改变你的身体成分。在体重增加之后，如果能够维持体脂率不变，那么你的身材看起来也会变得更加苗条。只要继续再坚持 2~3 个月，体重也会逐渐降低。

家庭主妇就是这样变胖的

对有小孩的家庭来说，甜食、油炸食品、以碳水化合物为主的食品等都是餐桌上的常客。但如果经常吃这些"孩子喜欢吃的"糖分 × 脂肪的食品，会使身体的代谢功能越来越差，在"妈妈体形"上越走越远。

实际上，即便是有小孩的家庭，也应该以低糖分、高蛋白质的食品为主。

因为对处于成长期的孩子来说，蛋白质是非常重要的营养元素。而糖分如果摄取太多则可能对孩子的身心都造成影响[1]。

除了米饭之外，请尽量不要用面包和点心等甜食来填饱肚子。

---

[1] 巧克力和零食之中含有大量的白砂糖以及人工甜味剂，这些糖分能够被人体迅速吸收，如果摄取过多就会导致血糖值急速上升，而人体分泌出的大量胰岛素又会使血糖迅速下降。这种血糖值忽高忽低的情况可能会引发低血糖等症状，而且近年来年轻人罹患糖尿病的情况也越来越多，必须予以重视。

案例 5 为什么忙碌的职场精英营养不足却变胖了？

—— 铃木隆志先生（化名，32 岁）

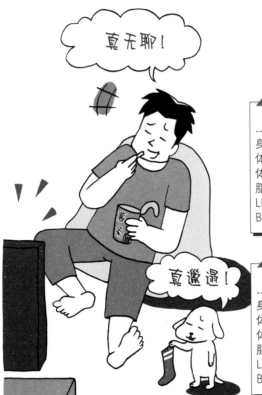

真无聊！

真邋遢！

现在

身高：173 厘米
体重：73 千克
体脂率：21%
脂肪量：15.33 千克
LBM（瘦体重）：57.67 千克
BMI（体质指数）：24.39

目标

身高：173 厘米
体重：69 千克
体脂率：17%
脂肪量：11.73 千克
LBM（瘦体重）：57.27 千克
BMI（体质指数）：23.05

一周食谱

	早餐	午餐	晚餐	间食
周一	无	米饭 2 碗、味噌汤、鸡排、卷心菜、黄瓜、冷豆腐、腌菜	炒面	
周二	无	米饭 2 碗、青菜炒粉丝、味噌汤、腌菜	啤酒 2 杯、香肠拼盘	
周三	无	米饭 1.5 碗、洋葱汤、鸡肉、炸薯条、凉拌蔬菜	拉面	
周四	无	方便面、饭团 2 个、乌龙茶	无	
周五	无	米饭 1.5 碗、辣炒鸡肉、土豆沙拉、味噌汤、蔬菜、腌菜	茶泡饭、肉豆腐、烤串、啤酒、烧酒	
周六	无	无	米饭 1.5 碗、炸鸡、味噌汤、腌菜、纳豆 2 包	酸奶（深夜 2 点左右）
周日	无	炒面、可乐饼、乌龙茶	米饭、味噌汤、金平牛蒡、炸土豆、炸肉饼、菠菜、腌菜	薄脆饼干（为了吃药而吃的）

153

森拓郎的建议

营养不足的人
都是碳水化合物吃得太多

 改变1 减少碳水化合物的摄取量，午餐和晚餐
多吃蛋白质

　　铃木先生一天的饮食基本都集中在中午的时候，而且全都是以碳水化合物为主。像铃木先生这个年龄的人，每天需要消耗2000千卡左右的卡路里，因此他处于营养不足的状态。

　　摄取的卡路里很少却还是瘦不下来，这是因为营养不足导致代谢下降。只要减少碳水化合物的摄取，多吃富含蛋白质的食物，身体状况就会有明显的改善。

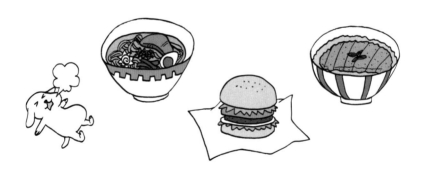

用好吃的食物来增进食欲

对于铃木先生这种情况，首先需要解决的是"好好吃饭"这个问题。所谓好好吃饭，就是一日三餐摄取足够的营养元素。吃饭不只是为了填饱肚子，还要保证充足的营养。

"肌肉需要蛋白质""维生素 C 对肌肉有好处"，稍微了解一些相关的知识，就可以提高自己对饮食习惯的重视程度。

 ## 改善饮食习惯还能提高工作效率！

改善饮食习惯不仅能够使身体变得更好，还能提高工作效率。改善饮食习惯之后因为睡眠质量提高，所以工作时注意力更加集

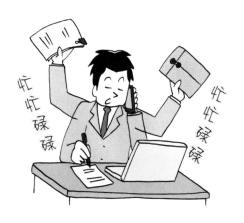

中，体力也大幅提升。职场精英很容易以"工作繁忙"为借口而不好好吃饭，但实际上保证一日三餐摄取充足的营养，能够使工作更有效率。

对于下班太晚没时间做饭的人，可以在下班的路上顺便去一趟超市，买打折的生鱼片回家吃。首先就从简单的步骤开始一点一点地改善吧。

改变后：一周食谱

	早餐	午餐	晚餐	间食
周一	无	米饭 2 碗、味噌汤、鸡排、卷心菜、黄瓜、冷豆腐、腌菜	炒面、鸡蛋 1 个	
周二	无	米饭 2 碗、青菜炒粉丝、味噌汤、鲑鱼	啤酒 2 杯、香肠拼盘	
周三	无	米饭 1.5 碗、洋葱汤、鸡肉、虾、凉拌蔬菜	拉面、生鱼片	
周四	无	鸡肉沙拉、豆腐、饭团 2 个、乌龙茶	无	
周五	无	米饭 1.5 碗、辣炒鸡肉、土豆沙拉、味噌汤、纳豆 2 包、腌菜	茶泡饭、肉豆腐、烤串、啤酒、烧酒	
周六	无	无	米饭 1.5 碗、炸鸡、味噌汤、腌菜、纳豆 2 包	酸奶（深夜 2 点左右）
周日	无	炒面、可乐饼、乌龙茶	米饭、味噌汤、金平牛蒡、炸土豆、鲑鱼、菠菜、腌菜	薄脆饼干（为了吃药而吃的）

高碳水化合物、低卡路里的饮食习惯会因为营养不足导致代谢能力下降

不要拿"工作繁忙"当借口，从改善饮食习惯开始

我们身边那些吃起来比较方便的食品大多是以碳水化合物为主的食物。比如饭团、面包之类很快就能吃完，而且能够迅速转变为能量的食品，对工作繁忙的人来说就是非常方便的食物。但如果吃太多这种类型的食品，就会导致其他营养元素摄取不足[1]。从铃木先生的一周食谱上来看，一方面，因为他摄取了大量的米饭，所以碳水化合物摄取量明显偏多。另一方面，他摄取的蛋白质比较少，维生素和矿物质几乎没有。这样就无法增加肌肉和提高代谢。

---

[1] 从铃木先生的一周食谱来看，虽然他的饮食结构以碳水化合物为主，但每天摄取的卡路里含量都不超过 1500 千卡。而他每天大约需要消耗 2000 千卡的能量，因此他明显处于营养不足的状态。

另外，即便工作繁忙，最好也不要一边工作一边吃东西。因为这样做会使自己不知道究竟吃了些什么，而且咀嚼的次数也会减少。

首先从保证摄取足够的营养开始

不吃早饭，午餐在公司旁边随便吃一口，晚上喝酒，这是常见于单身男性的饮食习惯。

要想改善这种饮食习惯，最好午餐吃套餐，早餐和晚餐多摄取动物蛋白。就算不想自己做饭，早餐可以吃豆浆、酸奶、煮鸡蛋。晚餐可以下班路上顺便去便利店买打折的生鱼片。这样就可以在减少糖分摄取的同时增加蛋白质的摄取，使身体变得越来越好。从铃木先生的数值上来看并没有隐性肥胖的情况，所以增加摄取蛋白质并不会使体重迅速增加。

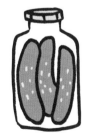
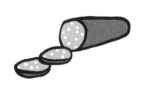

对铃木先生做进一步的询问之后得知，他是一个重度烟民[1]。休息时甚至能连续吸五六根烟。这种吸烟习惯更加重了铃木先生的营养不足。因为好不容易摄取的营养元素会因为吸烟的行为而被消耗掉。

---

[1] 吸烟会导致身体消耗营养成分。原本就摄取不足的维生素 C 都被用来排出体内的有害物质。所以在改善饮食习惯的同时，最好能够减少吸烟的数量或者直接戒烟。

案例 6 年龄不是肥胖的借口

—— 杉田诚一先生（化名，55 岁）

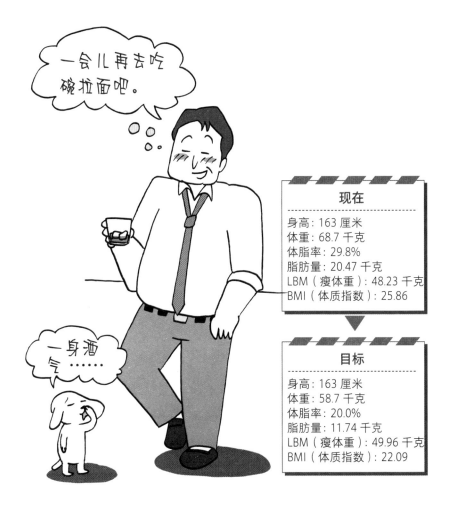

一会儿再去吃碗拉面吧。

一身酒气……

现在

身高：163 厘米
体重：68.7 千克
体脂率：29.8%
脂肪量：20.47 千克
LBM（瘦体重）：48.23 千克
BMI（体质指数）：25.86

目标

身高：163 厘米
体重：58.7 千克
体脂率：20.0%
脂肪量：11.74 千克
LBM（瘦体重）：49.96 千克
BMI（体质指数）：22.09

一周食谱

	早餐	午餐	晚餐
周一	米饭、火腿蛋	五花肉盖饭、沙拉、冷豆腐、裙带菜汤	鲣鱼/青花鱼生鱼片、炸虾丸、炸什锦盖饭、烧酒4杯
周二	米饭、香肠1根、牛奶黄油炒蛋	烤鲐鱼、粉丝沙拉、炖鹿角菜、米饭、味噌汤、咸菜	鲣鱼/竹荚鱼生鱼片、天妇罗、烧酒4杯
周三	米饭、火腿蛋	面条（叉烧、笋片、葱、鱼糕、海苔）	炒面、小菜、烧酒4杯
周四	米饭、佃煮海苔	馄饨面、小份米饭	炖菜、美式热狗、冷关东煮、冲绳拌菜、米饭（小）、烧酒3杯
周五	茶泡饭	寿司、馄饨面	鲣鱼/青花鱼生鱼片、鱼卷、烧酒4杯
周六	肉汤意大利面	三明治、洋葱汤	蟹肉/章鱼火锅、米饭、罐装烧酒1个、温烧酒3杯
周日	乌冬面（炸什锦、海带泥、菠菜）	拉面（叉烧、菠菜、海苔）、米饭	烤肉、泡菜、味噌汤、之前剩下的饭菜、罐装烧酒1个、温烧酒2杯

森拓郎的建议 # 正因为年纪大了代谢下降，才更应该注意饮食

 改变 **将早餐一半分量的米饭换成豆腐和纳豆**

乍看起来杉田先生每天的饮食结构比较平衡，但实际上碳水化合物摄取得还是太多。随着年龄的增长，人体对蛋白质的吸收能力变弱，而糖分则更容易积累下来，所以必须选择高蛋白和低糖分的食物。

杉田先生应该将早餐中一半分量的米饭换成豆腐和纳豆，并且在吃饭的时候细嚼慢咽。多吃鸡蛋也很有好处。

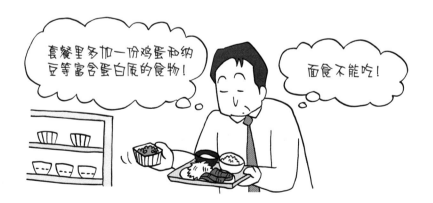

在午餐的套餐里加一份鸡蛋或纳豆

　　杉田先生周二的午餐非常合理。如果午餐吃套餐的话，最好减少米饭的分量，同时多加一份鸡蛋或纳豆等富含蛋白质的食物。

　　很多人午饭喜欢吃拉面和荞麦面等面类食物。但拉面中蛋白质的含量很少，最好不要只吃拉面填饱肚子。

 喝酒的时候不要吃碳水化合物

　　杉田先生每天都有饮酒的习惯，烧酒的话没什么问题。喝酒最好选择烧酒和威士忌等蒸馏酒。每周一次喝一罐烧酒没问题。

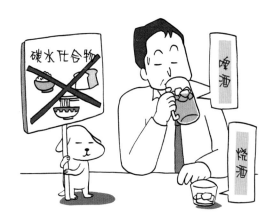

但很多人喝酒的时候喜欢搭配一些脂肪含量很高的小菜，或者喝完酒之后再来一份茶泡饭或者拉面等碳水化合物来填饱肚子。这种做法是不健康的。喝酒的时候请一定不要吃碳水化合物。搭配的小菜选择生鱼片和炖菜类比较好。

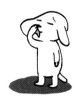

改变后：一周食谱

	早餐	午餐	晚餐
周一	米饭 0.5 碗、豆腐 0.5 碗、火腿蛋	五花肉盖饭（米饭 0.5 碗、煮鸡蛋 1 个）、沙拉、冷豆腐、裙带菜汤	鲣鱼/青花鱼生鱼片、炸虾丸、炸什锦盖饭（米饭 0.5 碗）、烧酒 4 杯
周二	米饭 0.5 碗、香肠 1 根、牛奶黄油炒蛋、纳豆 1 包	烤鲐鱼、粉丝沙拉、炖鹿角菜、米饭 0.5 碗、味噌汤、咸菜	鲣鱼/竹荚鱼生鱼片、天妇罗、烧酒 4 杯
周三	米饭 0.5 碗、豆腐 0.5 碗、火腿蛋	面条（叉烧、笋片、葱、鱼糕、海苔）	炒面、小菜、烧酒 4 杯
周四	米饭 0.5 碗、佃煮海苔、煮鸡蛋 1 个	馄饨面、小份米饭	炖菜、美式热狗 0.5 份、冷关东煮、冲绳拌菜、小份米饭、烧酒 3 杯
周五	茶泡饭	寿司、馄饨面	鲣鱼/青花鱼生鱼片、鱼卷、烧酒 4 杯
周六	肉汤意大利面	三明治、洋葱汤	蟹肉/章鱼火锅、米饭 0.5 碗、罐装烧酒 1 个、温烧酒 3 杯
周日	乌冬面（炸什锦、海带泥、菠菜）	拉面（叉烧、菠菜、海苔）、米饭	烤肉、泡菜、味噌汤、之前剩下的饭菜、罐装烧酒 1 个、温烧酒 2 杯

不喜欢运动的人更应该重视饮食习惯

不喜欢运动的人，用控制饮食的方法减肥更有效果

从杉田先生 55 岁的年龄来看，他的代谢应该已经出现下降。在这种情况下，应该首先从恢复代谢能力开始。

对原本没有运动习惯的人来说，忽然让他开始运动的话肯定坚持不下去，而且效果也不好。运动之后感觉饥饿，便喝点酒吃点脂肪含量高的食物……结果反而会变得更胖。所以不如干脆把运动的想法放到一边，将重点放在改变饮食习惯 [1] 上，这样做更有效果。

随着年龄的增长，人体吸收蛋白质的能力会变差。如果不摄取低糖分高蛋白质的食物，就很难保持身材或者让身材瘦下来。要想变瘦，最好的办法就是少摄取甚至不摄取碳水化合物，多摄取动物蛋白。

---

[1] 改变饮食习惯之后，身体状况会很快得到改善，但体重不会立刻下降。总之，注意坚持正确的饮食习惯非常重要。

也就是说，越是年纪增大，越要积极摄取人体所需的营养元素。务必要注意这一点。

改变饮食习惯之后体重会迅速下降 2 千克

杉田先生的目标体重是比现在减轻 10 千克。55 岁想要减轻 10 千克的话，并不是一件容易的事。不过，因为内脏脂肪很容易减掉，所以只要改变饮食习惯，用 1 年左右的时间应该能够达成目标。

杉田先生接受了我的建议，减少了早餐中米饭的量，增加了酸奶、鸡蛋、豆腐等富含蛋白质的食物。午餐特别挑选了比较健康的套餐。晚餐不吃米饭[1]只吃副食。现在他似乎连自己之前最喜欢的拉面都不怎么吃了。

改变饮食习惯 2 周之后，杉田先生的体重减轻了 2 千克。但正如我前文中提到过的那样，这只是体内的废弃物和浮肿减掉了。接下来必须逐渐改善饮食习惯，根据自己的实际情况找到能够长期坚持下去的正确饮食方法。

---

[1] 本来晚饭中碳水化合物所占的比例就很少，因此直接减少到零也没什么困难。改善饮食习惯不必追求全部满分，只要能够达到 60 分就好。

结语

说起提高代谢，我们经常能够在杂志上看到肌肉锻炼、高温瑜伽、喝生姜红茶、淋巴按摩等方法。

有人宣称只要坚持这些方法就能自然而然地瘦下来，但这些方法能够从根本上解决问题吗？我认为答案是否定的。

当然，这些方法确实有一定的效果，如果有条件的话我也希望大家能够尝试一下。但要说应该以什么为基础，我认为还是饮食方法。

当今时代物质极大富裕，食物越来越好吃，原本用来感知危险的五感也被用来感知娱乐。

漂亮的造型、人工的香气、丰富的口感、浓郁的味道，这些加工食品的诱人之处，本来在自然界之中是不存在的。以前的人类在面对野生食物时，需要从外表、气味和口感来判断其是否腐烂变质、是否有毒。但现在这一切都失去了其原本的意义。

现在的人类不再需要去狩猎和采摘，也不需要特意进行运动，每天吃着过度刺激五感的食物，摄取超出身体所需的糖分和脂肪，结果导致身体功能出现异常，感知危险的能力退化，最终罹患疾病可以说是必然的结果。这就是我们常说的代谢紊乱。

但实际上，提高代谢、让身体功能恢复正常，是一件非常简单的事情。只要将摄取的能量控制在合理的范围内，并且积极地摄取有助于调整身体功能的营养元素即可，就是这么简单。

而以糖分为主的食品、含有大量添加剂的加工食品以及酒精饮料之中并不含有对人体有益的营养元素，这一点想必大家都很清楚吧。

为了拥有优美的身材，除了要与上述这些有害无益的食品保持距离之外，还应该思考自己究竟应该吃什么。答案就是构成人体必需的蛋白质、有助于代谢功能恢复正常的优质脂肪以及提高代谢功能的维生素和矿物质。

我们能够在拉面、意大利面、冰激凌、油炸食品和零食面包之中充分地摄取到上述这些营养元素吗？答案当然是否定的。

为了养成正确的饮食习惯，关键在于不要看食品的名字来进行选择，而是看食品所用的材料。其次还要看这个食品的制作过程。只要对这两点严格把关，就能找到对自己有益的食物。

究竟应该摄取多少蛋白质？摄取的能量应该控制在什么程度？这个问题的答案因人而异。只有当你能够凭借五感对摄取的食物进行把关时，你才能够真正地做到随心所欲地控制自己的身材，让自己想瘦就瘦，想增加肌肉就增加肌肉。

但如果为了变瘦而不吃高卡路里的鱼、肉、蛋，只吃以营养价值较低的蔬菜为主的低卡路里食品，那么永远也瘦不下来。

想变瘦的话，首先应该做的就是充分摄取动物性食品。做到这第一点之后，接下来就是为了调整肠道菌群而积极地摄取发酵食品和膳食纤维。但要想让肠道能够充分地消化吸收这些营养，必须以充分摄取动物性食品为前提。也就是说，无论如何都必须将摄取蛋白质放在第一位。

或许有人担心以蛋白质为主的饮食习惯容易导致便秘，但我们人类拥有 250 万年以上吃肉的历史，一般来说适量地摄取肉类并不会导致便秘。甚至可以说，便秘其实是蛋白质和脂肪的摄取量太少所引起的症状。

很多人因为蔬菜吃得太多也出现了便秘的情况，由此可见，便秘不一定完全是由于动物性食品摄取过多所导致的。

提高代谢究竟都有哪些好处呢？第一个好处就是能够使我们的身材变得更加优美。不仅会变瘦，还能增加肌肉。当然这里说的肌肉不是像健美运动员那样夸张的肌肉，以女性为例的话，就是能获得前凸后翘的身材。

第二个好处是能够提高我们身体的免疫力，使我们不容易生病，身体素质变得更好，脸色更加红润，肌肤也会更有光泽，身体更加轻盈。

此外，提高代谢还能使我们身体里的血液更加通畅，肩膀和腰腿不再疼痛，更有力量。

也就是说，提高代谢能够使我们焕然一新。很多人认为只要降低体重瘦下来就万事大吉，但遗憾的是通过摄取低营养低卡路里的食物瘦下来的人，并不能获得优美的身材。年轻的时候或许还看不出来，但随着年龄的增长，皮肤就会出现皱纹和松弛，反而更加显老。

但要是充分摄取蛋白质，不摄取精制糖和劣质脂肪等多余的能量，皮肤就不会出现多余的皱纹，而是充满光泽和弹性。

我希望大家在看完本书之后能够摆脱"减肥（减轻体重）= 万事大吉"这一传统观念的束缚，不再用严格的运动和饮食限制来折磨自己，而是能够用正确、健康的方法，轻松地获得理想的身材。

如果本书能够为大家培养健康的饮食习惯提供一臂之力，那将是我最大的荣幸。

今后，一定还会出现许多与健康相关的新理论和全新开发的健康食品。我衷心地希望大家不要被虚假的信息和花言巧语迷惑，坚持真正健康、正确的饮食习惯。

森拓郎

一周食谱（周一）

	食物	热量（千卡）

早餐

午餐

晚餐

加餐

一周食谱（周二）

食物	热量（千卡）

早餐

午餐

晚餐

加餐

一周食谱（周三）

食物	热量（千卡）

早餐

午餐

晚餐

加餐

一周食谱（周四）

食物	热量（千卡）

早餐

午餐

晚餐

加餐

一周食谱（周五）

食物　　　　　　　　　　热量（千卡）

早餐

午餐

晚餐

加餐

一周食谱（周六）

食物	热量（千卡）

早餐

午餐

晚餐

加餐

一周食谱（周日）

食物	热量（千卡）

早餐

午餐

晚餐

加餐